外来で診る不明熱

発熱カレンダーでよくわかる不明熱のミカタ

Dr.Kの

監修
加藤　温
(国立国際医療研究センター病院　総合診療科／精神科)

著
國松淳和
(国立国際医療研究センター病院　総合診療科)

中山書店

「不明熱外来」について
監修のことば

　2014年12月，当総合診療科の特別外来として「不明熱外来」が発足した．開設に至ったきっかけの一つは，同年9月より当院核医学科による多施設共同研究（先進医療B「不明熱PET研究」）が始まり，研究対象となる不明熱症例をひろく募る場が必要とされたことにある．もともと当科では，発熱の精査目的の患者を多く受け入れてきた実績もあり，症例登録の窓口としての役割も含め，当科に「不明熱外来」が設置されたという経緯である．不明熱外来を受診した患者については本文で詳説しているが，東京都内はもちろんのこと，日帰りではちょっと厳しいくらいの遠方からもご紹介頂いている．本書の企画の契機となったのは「不明熱外来」ではあるが，これまで熱で困って当科を受診した患者の診療経験の積み重ねもあり，このたび，不明熱をテーマとした書籍を刊行する運びとなった．

　本書『外来で診る不明熱』は，既刊『内科で診る不定愁訴』の姉妹書に相当する書籍である．「不明」「不定」と，いずれも「不」がポイントになっている．文字を見ただけで誰もが敬遠したくなるかもしれない．皆様は総合診療科にどのようなイメージをもっているだろうか．「総合的に何でも診る科」「ジェネラリスト」など何となくかっこいい印象を抱くかもしれないが，実際にはどの科も診たがらない（診ることができない？）難しいケースを扱うことも少なくない．とくに当院のような病院型の総合診療科ではその傾向が強い．

　不明熱は，まさにそこにカテゴライズされる，なかなかの難敵である．著者は，不明熱を「総論と各論の両極端が同時期に同空間（1人の患者のなか）に大いに共存する」様態と捉えている．この病態にアプローチするには，総論の担い手としての「ジェネラリスト」だけではなく，各論を扱える「スペシャリスト」としての目も必要になってくる．

もう一つ不明熱臨床において大事なことは，考え方の柔軟性である．一般臨床においては，診断をつけてから治療へすすむというのが通常の流れである．しかしながら本論で取り上げられている機能性高体温症では，診断と治療を分離することはできず，常に両者をにらみながら抱き合わせで行っていくことが重要である．「診断がつかないから治療できません」では臨床は成り立たない．病態や一応の診断を想定しつつ，ほどよい語りとともに，ときには薬剤もうまく使ってみる．その反応をみながら試行錯誤のなかで診断と治療を進めていく．この分野に必要とされる臨床姿勢である．

　本書には「ジェネラリスト」としての視点とともに，随所に「スペシャリスト」としての診かたが織り込まれている．そして診断だけではなく，治療対応の勘所も押さえられている．本書により，熱で困っている患者を「診たくない」から「ぜひ診てみたい」と思えるようになり，皆様自身で診療できるようになって頂ければ大変幸甚である．

国立国際医療研究センター病院
総合診療科／精神科
加藤　温

はじめに

「外来で不明熱を診る」ということをしたことがあるだろうか？

　最初に思い切って言おう．外来で不明熱を診ていない医師は，不明熱を富士山の景色に例えれば富士山全体をまだ見ていない．富士の静岡側，例えば東海道新幹線車内から見る，片側の裾野に宝永火口を備えて非対称となった，味があって，かつ王道の富士を眺めるにとどまり，山梨側からの赤富士の趣を知らないのである．

　外来に「熱が下がらない」という患者がきたとき，「とにかくもう入院！」というジャッジを下す医師をみたことはあるだろう．私が知る限り，それは入院精査のできる大病院で多い傾向にある．また外来医師自身がある種の熱恐怖症であるためか，その熱はどんな原因が考えられるのか，入院によってどういうことをしようと考えているのか，などが入院時に不透明である傾向にもある．いや，当の担当医たちにとっては，やることは明確なのかもしれない．
　「不明熱でしょ？　全部調べればいい」

　軽症と思えないから，外来ではそんなゆっくり診ていられないから，という意見もあるだろう．それはそれでよいが，私は，今後外来における不明熱診療の1回1回の質を上げていく努力が必要であると考えている．もう少しだけ，「外来で診る不明熱」の診療を brush up すべき理由について述べさせて欲しい．
　1つ目は，総合病院における入院診療の DPC 化である．以前は，大学病院などではある種のパターナリズムで「とにかく入院精査」というのがまかり通ったが，折しも当院のような元々国立病院であるような病院ですら採算

性を問われるようになった．大学病院も然りであろう．病名ベースの包括診療というのは，「入院で不明熱精査」のコンセプトのまさに逆をいく．できれば外来で精査的なものはしっかり詰めておき，入院するしないは患者コンディション如何で決めていきたい．

　2つ目は，患者側の要請がある．これは仕方のない趨勢だが，昨今医療者に対する，なかなか問題が解決しないことへの不満が強くなってきている．したがって，患者のほうこそ"見通しの見えない"入院精査に拒否的なことがあるのだ．「不明熱といえば入院」というドグマが通用しなくなってきている．包括診療ではあっても，入院中の検査のない日，熱型だけを見ている日々というものへのコスト意識が高い患者もいて，それ自体は多忙な臨床医を悩ませるが，医師側にあまりにコスト意識がないのもまた問題である．また，不明熱の患者には若年者も多く，学生だったり，子育てやお勤めがあったりして，納得のできる理由もなしにすぐの入院には同意していただけない場合も多い．「できることなら外来で」という患者側の要請に応えねばならない場面がある．

　最後に，これは全体を読んでいただければわかることであるが，本書の主テーマの一つと大きく関わる点である．すなわち「元気な時期がある不明熱」というものがあるのだ．どうだろうか．これを聞いてハイハイと早速いくつかの例が挙がってしまうような読者はもうあまり本書を読む必要がないかもしれない．「？」とキョトンとしてしまうような方は，ぜひ本書を最後まで読んで欲しい．「熱で困っている」という臨床状況は，必ずしも3週間も4週間も毎日ベッドで熱にうなされているものとは限らない．1年前からの微熱でつらい，5年前から2か月に1回数日だけ熱が出て残りの日はまったく元気など，患者の悩み・相談内容は実に人それぞれである．ともかく，外来受診時に熱が出ているとは限らない，でも患者は困っているという状況が確かにあるのだ．このニーズを満たすには外来診療しかない．熱もなく，今つらくもないのに入院する理由もない．「外来で診る」必要がある．

不明熱というと，それだけでもう negative な印象を受けてしまわないだろうか．何というか，ちょっと逃げたくなるような．それではダメで，果敢に，最短時間で患者の苦痛を取らねばならない．「不明熱」となって本当に困っているのは，医師ではなく患者だということをいつも忘れずにいたい．

　つらい不明熱診療を支えるのは好奇心だと思う．私は，多彩な表情と姿をみせる「富士」を，これからも少しでも多くコレクションしていきたい．「不明熱診療医」に必要な本来の心性は"収集家"なのかなと最近思うようになった．

2017 年 5 月吉日

国立国際医療研究センター病院 総合診療科
國松淳和

目 次

監修のことば ……………………………………………………………… iii
はじめに …………………………………………………………………… v

第1章　不明熱を外来で診る

私の不明熱論 …………………………………………………………… 2
- ▶古典的不明熱 ………………………………………………………… 2
- ▶私の考える不明熱 …………………………………………………… 3
- ▶診断できない不明熱 ………………………………………………… 4

古典的不明熱の定義の抜け穴 ………………………………………… 6
- ▶古典的不明熱の定義 ………………………………………………… 6
- ▶古典的不明熱の定義の抜け穴 ……………………………………… 7

外来で診る不明熱患者の一般的傾向 ………………………………… 11
- ▶外来で診る不明熱の熱源候補の捉え方 …………………………… 11
- ▶外来で診る不明熱患者の一般的傾向 ……………………………… 12
  - 悪性疾患よりも良性疾患が多い傾向がある ……………………… 12
  - 重症というよりむしろ元気である ………………………………… 13
  - ウイルス性が多い …………………………………………………… 14
  - あらゆる熱性疾患の初期症状である可能性 ……………………… 14
  - 熱の「相談」 ………………………………………………………… 14

経過が年・月単位である 15

入院させることを考慮するとき 17

▶ **入院診療が望ましい状況** 17
　　入院とすべきもの 17
　　入院としてもよいもの 18

第2章　「不明熱外来」を開いたらこうなった

不明熱外来 20

▶ **不明熱外来の開設** 20
▶ **不明熱外来開設2年の概況** 21
▶ **不明熱外来を受診した患者の疾患別内訳** 22
　　1　自己炎症性疾患 23
　　2　機能性高体温症 25
　　3　確定診断できなかった群 25
　　4　非感染性炎症性疾患／自己免疫性疾患 25
　　5　雑多なその他的疾患 28
▶ **不明熱外来：まとめ** 28

第3章　発熱パターン別「外来で診る不明熱」の診断マトリックス

発熱パターンの類型化 32

- ▶従来型の熱型についての考察 ……………………………… 32
- ▶外来の不明熱で把握すべき発熱パターン ……………… 34
  - A　ウイルス感染型 ……………………………………… 35
  - B　高体温型 ……………………………………………… 35
  - C　完全な間欠期を伴う反復型 ………………………… 36

マトリックスの全貌と注意点 …………………………………… 37

- ▶外来でつかうマトリックス …………………………………… 37
- ▶マトリックス別の解説 ………………………………………… 39
  - A　ウイルス感染型 ……………………………………… 39
  - B　高体温型 ……………………………………………… 40
  - C　完全な間欠期を伴う反復型 ………………………… 41

反復するということ ……………………………………………… 46

第4章　「発熱カレンダー」で分析しよう
外来で診るちょっと難しい不明熱

熱が出たり下がったりする不明熱への対応 ………………… 52

- ▶周期性を見抜くために ………………………………………… 52

「発熱カレンダー」をつくろう ………………………………… 54

- ▶発熱カレンダーをつける …………………………………… 54
- ▶つくり方の実際 ……………………………………………… 54
- ▶発熱カレンダーの経過の把握以外の効能 ………………… 59

第5章 外来で遭遇する不明熱 5つの臨床的カテゴリー

病態別・難易度別　Case-based Learning …………… 62

● その1　ウイルス感染症 ★★☆☆☆ ……………………………… 64
ウイルス感染症の正診率を上げ，不明熱にしない

- **Case① 37歳男性**　発熱と頸部リンパ節腫脹
  （EBV初感染に伴う伝染性単核球症）……………… 65
- **Case② 37歳男性**　発熱，下痢，皮疹と頸部リンパ節腫脹
  （急性HIV感染症）……………………………………… 68
- **Case③ 37歳男性**　10日間続く発熱と関節痛
  （ヒトパルボウイルスB19感染症）………………… 71
- ▶ まとめ ………………………………………………………… 78

● その2　良性の全身性炎症性病態 ★★⯪☆☆ ……………………… 80
疾患なのか？ 反応なのか？ 典型例の熟知が重要—広義の反応性病態

- **Case④ 26歳女性**　最初は発熱のみだった
  〔結節性紅斑（特発性疑い）〕 ………………………… 82
- **Case⑤ 20歳女性**　全体像で考える
  〔菊池病（組織球性壊死性リンパ節炎）〕 ………… 87
- **Case⑥ 60歳女性**　入院中に何が起こった？
  〔アロプリノールによる薬剤熱
  （allopurinol hypersensitivity syndrome）〕 …… 93
- ▶ まとめ ………………………………………………………… 96

● その3　リウマチ性疾患/自己免疫性疾患の例外 ★★★☆☆ ‥ 100
　　　　　非典型な経過でくる自己免疫性疾患について考える

　Case⑦ 84歳女性　抗菌薬が効かない高齢者
　　　　　　　　　（顕微鏡学的多発血管炎）……………………………… 102
　Case⑧ 60歳女性　治療が要ることはわかる〔Crohn病（疑い）〕……… 106
　Case⑨ 20歳男性　単なる結節性紅斑と思ったら
　　　　　　　　　〔MDS関連Behçet病（不完全型・腸管Behçet）〕…… 111

　▶まとめ ………………………………………………………………… 115

● その4　"発熱＋炎症反応上昇"を
　　　　　繰り返すもの ★★★☆☆～★★★★☆ ……………… 118
　　　　　経過の長い繰り返す発熱から自己炎症性疾患を見抜く

　Case⑩ 25歳女性　繰り返す発熱と腸炎・関節痛のエピソード
　　　　　　　　　〔家族性地中海熱（非典型）〕……………………… 121
　Case⑪ 74歳女性　繰り返す発熱・左腰背部痛のエピソード
　　　　　　　　　（椎間関節偽痛風）…………………………………… 126
　Case⑫ 49歳男性　発熱と側胸部痛の反復
　　　　　　　　　〔家族性地中海熱（おそらく典型）〕………………… 134

　▶まとめ ………………………………………………………………… 139

● その5　炎症反応が陰性で
　　　　　medicalに消耗していない熱 ★★★★☆ ……………… 142
　　　　　発熱とは言い難く，機能性高体温症と呼ぶほかない困った熱

　Case⑬ 16歳女性　高熱をずっと反復している
　　　　　　　　　〔機能性高体温症（小児・思春期型）〕……………… 148
　Case⑭ 40歳女性　熱がずっと続いている
　　　　　　　　　〔機能性高体温症（成人型，脳器質因あり）〕……… 153

| Case⑮ 45歳男性 | 熱・倦怠感がずっとある〔機能性高体温症(成人型,身体因あり)〕 | 156 |

▶まとめ ……………………………………………………… 161

● **番外編　コンサルトされる不明熱** ★★★★★ …………………… 166
　　　　　炎症か腫瘍か，それが問題だ

Case⑯ 62歳男性	「それでも罠はなかった」(急性骨髄性白血病)	170
Case⑰ 57歳男性	「降格！ 交代しかない」(急性骨髄性白血病)	175
Case⑱ 69歳男性	「どれも甘いような気がする」(MDS/MPN に伴う,無菌性膿瘍様の多発病変)	177

▶まとめ ……………………………………………………… 180

第6章　不明熱を治療する

不明熱を診断するのではなく,「治療」する …………………… 184

ステロイドで治療する病気 …………………………………… 187

▶一般診療における "臨床ステロイド学" のボトムライン
　………………………………………………………………… 187

▶ステロイドを使う疾患の処方例 …………………………… 188
　1　菊池病 ……………………………………………………… 188
　2　結節性紅斑 ……………………………………………… 190
　3　亜急性甲状腺炎 ………………………………………… 192
　4　リウマチ性多発筋痛症 ………………………………… 196
　5　PFAPA 症候群 …………………………………………… 201
　6　TNF 受容体関連周期性症候群(TRAPS) …………… 202

xiii

コルヒチンで治療する病気 …… 206

▶一般診療における"臨床コルヒチン学"のボトムライン … 206
▶コルヒチンを使う疾患の処方例 …… 209
1. 痛風（急性発作と発作予防） …… 210
2. 家族性地中海熱（FMF） …… 211
3. 偽痛風 …… 212
4. Behçet 病 …… 213
5. 心膜炎 …… 214
6. PFAPA 症候群 …… 215

機能性高体温症の治療 …… 216

▶総論と非薬物療法 …… 216
診断に際しての説明 〜治療に入る前に〜 …… 216
治療に際しての心構え―「熱」以外のことも積極的な治療対象 …… 223
治療の軌道に乗せる ―単発の治療では治らない …… 224
▶薬物療法 …… 225
1. 漢方治療 …… 225
2. モノアミン仮説に従った薬物療法 …… 226

薬物治療中，気をつけること …… 230

▶お薬ファイル …… 230
コルヒチン（コルヒチン®） …… 230
セルトラリン（ジェイゾロフト®） …… 231
エスシタロプラム（レクサプロ®） …… 232
デュロキセチン（サインバルタ®） …… 232
アマンタジン（シンメトレル®） …… 233

世界で一番簡単な FMF のレクチャー	8
世界で一番簡単な TRAPS のレクチャー	27
世界で一番簡単な CAPS のレクチャー	30
発熱を主徴とする自己炎症性疾患	50
世界で一番簡単な自己炎症性疾患のレクチャー	53
自己炎症性疾患,患者さんにどう説明するか?	141
MDS,白血病以外に気をつけたい血液腫瘍	182

著者略歴

國松 淳和
（くにまつ じゅんわ）

専門：一般内科
日本内科学会 総合内科専門医
日本リウマチ学会 リウマチ専門医
米国内科学会会員
米国総合内科学会年次総会 症例報告（Clinical Vignette）部門 抄録査読委員

2003年　日本医科大学卒業．日本医科大学付属病院で初期研修．
2005年　現・国立国際医療研究センター病院　膠原病科．シニアレジデントとしてリウマチ・膠原病の専門研修．
2008年　現・国立国際医療研究センター国府台病院　内科（一般内科・リウマチ科）【内科部門の立ち上げに参画】
2011年　現職：　国立国際医療研究センター病院　総合診療科

著書

- 『内科で診る不定愁訴』加藤温監修．中山書店．2014年
- 『Fever』共著．金原出版．2015年
- 『はじめての学会発表 症例報告』中山書店．2016年
- 『ニッチなディジーズ』金原出版．2017年

第1章

不明熱を外来で診る

私の不明熱論

古典的不明熱

　1961年，PetersdorfとBeesonは，熱源が説明できない100例の発熱症例を集計・記述した[1]が，この研究の患者定義が今日的にも古典的不明熱と呼ばれ，不明熱の定義として臨床応用もされる．PetersdorfとBeesonの定義を努めて直訳しまとめると「3週間以上の期間にわたり38.3℃以上の熱が数回出る状態が持続し，1週間以上の入院精査をもってしても診断がつかないもの」となる．

　よく診療現場で，「それは不明熱だ」とか「その熱は定義上は不明熱ではない」といったことが言われる．とある発熱患者が紹介されて，内容は(いわゆる古典的不明熱の定義を紹介時点で満たしていた)不明熱の精査依頼だったとしよう．結果的に，紹介された時点(初診時)で診断がわかってしまうことがある．このように，ある医師・ある施設にとっての不明熱が，ある医師・ある施設にとっては不明熱にならなくなる，といったことは本当によくある．「不明熱にしないための…」というフレーズが，不明熱に関する記事や書籍の"枕詞"になっていることも多い．

　この辺りのことも含めると，古典的不明熱の定義の問題点は，端的に言えば，**熱源精査に際してどのような精査をするのかまで言及されていない**ことにある．基本的な画像検査と血液培養はもちろんFDG-PET/CTと気管支鏡と骨髄穿刺と肝生検と経食道心エコーまで施行済みである不明熱と，胸腹骨盤CTと各種エコーくらいまでやって血液培養は未実施という不明熱とで，ともに古典的不明熱の定義を満たしていたとしても，これらを同列に扱ってよいものなのか疑問なのである．特に前者は，かなり徹底的な精査がなされ

ても古典的不明熱を満たすままであるわけだから，いわば「真の不明熱」と呼んでよいだろう．

私の考える不明熱

　ここで，本書の，というかそもそもの私の考えとしてどのようなものを「不明熱」と呼ぶかについて述べておく．これは可能な限り simple にしたい．私は「不明熱の定義を満たさなくても，患者あるいは担当医が熱に困っていれば不明熱」としている．これは定義というより，一つのパーソナルルールと考えて欲しい．このようなルールにすれば，とある発熱患者に対して，ひとまず潜在的な狭義の不明熱（先に述べた，濃厚で精度の高い精査がなされても熱源不明な真の不明熱）かどうかの話はさて置いて，臨床現場では間口を広げてそのような発熱患者を受け入れることができ，また臨床医が熱というものを包括に捉えることもできる．そして何よりも一番困っている患者の well-being に結果的につながるものと信じている．至極実際的な理由で，私は不明熱の定義を満たすかどうかは気にしていないのである．

　私は，不明熱診療を向上させるために必要なのは，「総論をおさえてから各論に移る」といった王道スタイルの学習では**ない**と思っている．

① 日頃の一般内科診療のたくさんの積み重ね
② 不明熱になりそうな疾患の多数の経験と（まれな病気も含めた）各論的知識の集積

　の二者について，これら①と②を行ったり来たりすること．これを繰り返すことが不明熱診療の質を最も磨き上げるものだと考えている．

先ほどから述べている狭義の不明熱とは，実は非常にまれな病態あるいは現象である．一方しばしば，ざっと考えただけですぐわからないとされた発熱患者も「不明熱精査」という依頼の紹介状を持って受診する．発熱というものすごくありふれた症状に対して最初はすごく基本的なアプローチで始めていくのに，突き詰めた末に非常にまれなものを相手にすることになるという，総論と各論の両極端が同時期に同空間（1人の患者のなか）に大いに共存するという様態が不明熱そのものを示していると思う．

診断できない不明熱

　さて，実は私は「診断できない不明熱」というものを最近多く診るようになった．先ほど「狭義の不明熱」だの「真の不明熱」などと嘯いたが，実際にはどんなに（human errorやneglectなどではなく，他科・他医のconsultationも尽くし，本当の意味で）手を尽くしてもわからない不明熱が，確かにある．ではこのような「診断できない不明熱」というものがどのように診断されていくのだろうか．

　それは，単なる偶然の産物なのである．このことは帝京ちば総合医療センター・萩野昇先生との対話で深めた．一部の不明熱は，ふと偶然降ってきた手がかり・発想のようなもので診断できているのである．これを「僥倖で診断する不明熱」などと言っている．別の言い方で，「serendipityで診断する不明熱」と呼んでもよいかもしれない．どちらも「思いがけない幸運」という点で意味は共通しているが，あえて区別するとすれば，（かなり筆者の私感が入るが）僥倖は暗くて鬱屈としている雰囲気のなかでの幸運で，serendipityはそれよりは明るく（英語のせいなのか），場合によってはアメリカンドリーム的な雰囲気のなかでの幸運というイメージがある．

　「僥倖」は，夏目漱石の作品である『それから』や『門』，また，福本伸行氏

の漫画『賭博黙示録カイジ』にも出てくる語である．詳細は述べないが，どちらも共通しているのは，それぞれの作品で主人公が鬱屈とした苦境のなかで見出したわずかな幸運のことを指して表現されている．

　serendipityは，別のものを探しているときに偶然に素晴らしい幸運に巡り合ったり，素晴らしいものを発見したりすることのできる才のことをいい，楽しげな雰囲気がある．しかし純然たる偶然ではなく，それなりの努力が前提にあるというニュアンスがある．

　不明熱診療でも，調べても調べても熱源がわからず，それでもいろいろ考えてもわからず，時間をおいてまたいろいろ調べてみてもわからなかったものが，それを止めたときや違うことを考えていたというようなときに，ふと沸いてきた手がかりやヒントでもって結果的に診断に至ったなどということはある．個人的には，このことが果たして本当に「偶然」ということですむのか自問し続けている課題ではある．

● 文献
1　Petersdorf RG, Beeson PB. Fever of unexplained origin：report on 100 cases. Medicine 1961：40：1-30.

古典的不明熱の定義の抜け穴

古典的不明熱の定義

「3週間以上の期間にわたり 38.3℃以上の熱が**持続し**，1週間以上の入院精査をもってしても診断がつかないもの」

不明熱とは？　という文脈において，PetersdorfとBeesonの定義[1]を引用して，このように日本語で記述されることが多い．

これに対し，特に後半部分の「1週間以上の入院精査」という部分が現状にあわないとして，実にその30年後にあたる1991年，DurackとStreetがこれを編み直し[2]，❶に示す定義に改変したというのはよく知られたことである．これは本質的な改変ではなく熱源精査の実情にあわせた修正で，外来精査や入院精査の効率性などを加味しており，変更点の核は❶の項目3にある．しかしここでは項目1と項目2に注目する．

項目1を "several" を含めてきちんと解釈すれば，要はいつも 38.3℃を超えている必要はなく，数回（=several）この体温を超えていればよいことになる．severalとは，「a fewより多くmanyよりは少なく通例5,6ぐらい」という意である（研究社リーダーズ英和辞典第2版より）．

次に，項目2は「3週間以上の持続する発熱」のように訳されることが多い．しかし "duration" は英英辞典では "the time during which something continues." (Concise Oxford Dictionary 10th ed.より) とあり，つまりdurationとは持続性そのものを指すというより，単に何かが持続する「期間」を指すものとわかる．すなわち，「3週間以上の」といった程度のことを言っていると思われる．"continuous fever" とは書いていない．3週間という期間に**切れ目がない**こ

❶ Durackらによる古典的不明熱の定義[2)]

> 1. Fever 38.3℃(101°F) or higher on several occasions
> 2. Fever of more than 3 weeks' duration
> 3. Diagnosis uncertain despite appropriate investigation, after at least three outpatient visits or at least 3 days in hospital

とを指すだけである．

　項目1の「数回38.3℃を超える」とあわせれば，古典的不明熱の定義（❶）というのは，3週間以上にわたり5, 6回は38.3℃を超える発熱があるというのが適切な意味となる．

　「（数週以上の）長めの無熱期のある反復性の発熱」のような病像をとる熱が臨床医に不明熱と認識されにくくしている．例えば家族性地中海熱（familial Mediterranean fever；FMF）のような短期間の発熱発作を数週おきに繰り返すタイプの病像は，臨床医が不明熱と認識しにくいのかもしれない．これについては次項で解説を加える．

古典的不明熱の定義の抜け穴

　PetersdorfとBeesonによる不明熱定義の原文には，"Illness of more than three week's duration" とあり "illness" と表現されている一方，DurackとStreetの定義では❶の項目2のように "fever" となっている．これをDurackとStreetの原著で確認すると，（Tableではなく）本文に "required illness of more than 3 weeks' duration" と記述されている．これらに基づけば，3週間以上である必要があるのはfeverというよりむしろillnessである．意訳するならば，「病的な状態があるものの，原因が認識されないまま3週間以

上経過してしまっている」ということであろう．しかし今日，実際には，「不明熱」という状態は**3週間以上発熱が持続**しているものだと広く理解されてしまっている可能性がある．よって冒頭の不明熱定義を示す日本語表現は，

「3週間以上の期間にわたり，38.3℃以上の熱が**数回出る状態が持続**し，1週間以上の入院精査をもってしても診断がつかないもの」

とするのが(本来は)よい．
必ずしも熱自体が3週以上持続する必要はないのに，そう理解されないた

> ### 世界で一番簡単なFMFのレクチャー
>
> - FMFは家族性地中海熱の略．
> - 周期性に，発熱と漿膜炎からなる発作を反復する病気．
> - 発作は1〜3日間で自然に終了．
> - 周期は大体4〜8週おきで，間欠期にはほぼ症状なく元気．
> - 漿膜炎は，腹膜炎・胸膜炎・関節炎が多い．
> - 発作時にCRPが上昇，発作停止とともに急速に低下．
> - 家族歴は5人に1人（80％は孤発例）．
> - 発症時の年齢：20代，診断時の年齢：30代，発症から診断までの期間：10年…ということは普通にある．
> - 診断はTel-Hashomer基準で臨床的に診断．
> - コルヒチンの反応性が診断に極めて重要．
> - 遺伝子検査は実態の把握には必須だが診断上は補助的．
> - 症状発現と強く関連する変異（exon10）を保有する率は20％．
> - 治療はコルヒチンの連日内服で少量から開始．
> - コルヒチン服用は，発作抑制のみならず，アミロイドーシスへの進展を防ぐという意味があるが，日本では非常に少ない．

めに，例えば周期性発熱のような自己炎症性疾患が過小評価されうる．再びFMFを例に挙げれば，短期間で発熱が終息しその直後より体調が急速に回復して，発作間の間欠期にはあたかも特に問題が生じていないかのように思われてしまう病態の場合，これを不明熱とすら認識されない．結果として，熱で困っているのにもかかわらずFMFが想起されずに終わってしまうのである[3]．

結論として，**発熱自体は短期間であってもその病態自体を何度も反復していればそれは不明熱**として捉えるべきである．そのようなものは「間欠期を伴う不明熱」と捉えるのがよいだろう．

ここまで述べておいて，実はPetersdorfとBeesonは原著のなかで"cases of prolonged febrile illness of obscure causeを議論する"と最初に宣言している．すなわちこの時代，熱が時に周期的に反復するような経過をとる疾患など知られておらず，彼らはそれを想定しきれてはいない．素直に，遷延する発熱を想定しているのだ．私が本項で「抜け穴」だと述べたことで，あたかも古典的定義に瑕疵があるような言い方にはなったが，実はこれは当時の事情からしたら仕方のないことである．要するに時代の流れである．

古典的不明熱の原著論文が発表された1960年代，結核が不明熱原因疾患の主因であり，サイトメガロウイルス感染症ですらまだ未知の病態であったことからも推測されるように，これまで診断の遅れていた感染症についての研究が進み，これらの領域においてまず早期診断・治療への道筋ができあがってきたという歴史的経緯がある．不明熱とされる疾患内訳は時代，地域および施設ごとに異なる．原因病態も，古典的なものから今日的な疾患スペクトラムへ変遷している．先ほどから例示している，FMFを始めとする自己炎症性疾患の概念は，概念自体の提唱が実にまだ1999年のことである[4]．その後の臨床応用などの期間を加味すれば，いかにまだこの領域の年月が浅いことがわかるだろう．

本項の副次的な結論として，臨床現場レベルでの自己炎症性疾患への注目と古典的不明熱の定義の更新が望まれる，ということが導かれるだろう．

● 文献
1　Petersdorf RG, Beeson PB. Fever of unexplained origin：report on 100 cases. Medicine 1961：40；1-30.
2　Durack DT, et al. Fever of unknown origin-reexamined and redefined. Curr Clin Top Infect Dis 1991：11；35-51.
3　國松淳和ら．外来における不明熱の原因疾患としての家族性地中海熱の重要性．日本臨床免疫学会会誌．2016：39；130-9.
4　McDermott MF, Aksentijevich I, Galon J, et al. Germline mutations in the extracellular domains of the 55kDa TNF receptor, TNFR1, define a family of dominantly inherited autoinflammatory syndromes. Cell 1999：97：133-44.

外来で診る不明熱患者の一般的傾向

外来で診る不明熱の熱源候補の捉え方

　外来という場は診療の玄関口であるから，どんな不明熱も，最初の最初は外来にやってくる．「入院患者の不明熱」「HIV患者の不明熱」「好中球減少時の不明熱」のように，状況やセッティング別に実用的に不明熱を考える概念があり，これらの不明熱の場合，原因候補には偏りがあり必ずしも外来という場で考えるものでもない．

　入院患者の不明熱では感染症が多く，次いで偽痛風や薬剤熱などを考慮する一方，不明熱全体（状況に関係なく古典的不明熱の定義を満たすもの）では，その原因候補は，外来は入院に比べて膠原病の比率が増えるなど内容は変化する．この変化の理由は，確率論の基本的な考え方（条件つき確率）を適用すれば理解は容易だろうと思う．例えば，

A：HIV感染症である
B：不明熱の定義を満たす

を，互いに独立な事象と考えると，「Aが起きたうえで，Bである確率」と「AかつBである確率」はまったく違う（前者は条件つき確率）．

　内科の初診外来というセッティングで，「原因がよくわからない発熱」という患者集団を考えるのであれば，相対的には限定的な条件を付与していないので条件つき確率を考えるような感じではなく，その集団の熱源候補疾患は不均一となり，雑多な疾患リストになるだろう．「ある病気で入院してい

る」ということが，もう既に限定条件になっているのである．

外来で診る不明熱患者の一般的傾向

外来で診る不明熱患者の（原因疾患ではなく）一般的傾向について述べる．しかし，あくまで傾向ということで理解していただきたい．

悪性疾患よりも良性疾患が多い傾向がある

まず，不明熱になる悪性疾患というものを今日的に考えて欲しい．「○○がん」と聞いてすぐ浮かぶ疾患は，不明熱的な病歴に**なりにくい**ことは想像に難くないだろう．例えば肺がんは，胸部レントゲンあるいは胸部 CT で，胃がんは上部消化管内視鏡ですぐ気づかれる．これは，いわゆる固形腫瘍が腫瘤や結節をつくる傾向にあるからで，今日的には，わが国の診療の現場において一般的で，すぐ実施できる画像検査を普通に駆使すれば疑うのは容易である．「いや膠芽腫（原発性脳腫瘍）は画像ですぐわからない，中枢原発リンパ腫も十分ありうる」といったご指摘はもっともだが，ここではそういうことではなくて「不明性の出やすさ」といったことを論じているつもりである．脳に mass がある患者が発熱していたら，そこが熱源かもと考えるのは当然で，すぐ腫瘍の種類がわからなくてもそこに関心が生じている限り不明熱とはならない．

リンパ腫は，固形腫瘍に比べれば腫瘤をつくらないことがあり，また熱性病態となりうることからも不明熱化しやすいことは容易に想像される．リンパ腫のなかではどんな種類のリンパ腫が不明熱になりやすいかは有益な論文が既にある[1]．腫瘤形成しない悪性腫瘍の代表例として，リンパ腫より白血病がある．しかし普通は，白血病は極端な血算異常で気づかれたりする．急性白血病ならば経過が早く，外来で精査という悠長な診療になりにくい．とはいえ顆粒球肉腫，髄外造血，炎症性疾患から 2 次性の overt leukemia，と

いった形式でくるならば白血病でも不明熱化はしうる．この場合おそらく「末梢血に芽球が出る」といった明快さがないからだろう．リンパ腫も，経過の早いタイプか，または月単位の経過のタイプであっても発見や病態認識が遅れれば急性白血病のように消耗が著しくなり，外来精査という形ではなくなるかもしれない．

　まとめると，悪性疾患は，そもそも外来不明熱の精査の末に診断される鑑別候補としては**上位に挙がりにくい**ということになる．

重症というよりむしろ元気である

　重症であれば入院診療という形をとりやすいのは当然として，critical である，vital sign が不安定であるといった，医師が気を使うことに関してはまったく異常なく安定しており，むしろ患者の **QOL** に関わる事柄についての問題を抱えた患者が外来には多い．例として，1か月前にひどいかぜをひき上気道炎症状はおさまったが微熱がとれない患者．仕事や家事もでき，ぐったりしているわけではないが，平熱に戻らずすっきりしない原因について調べて欲しいという理由で受診するというもの．程度や内容に差はあれ，この種の受療行動は実にありふれている．これは，完全に医師と患者間で意識の相違がある．医師にとっての「それくらい大丈夫だろう」という状態に対して，患者自身の受容は必ずしも良好でない．最近はさらに，合理的な説明を求めて複数の医療機関を回るということもしばしば行われているように見受けられる．

　医師も，外来（病院）には「病める者が，手当てを求めてくる」という思い込みを捨てねばならないような時代にきているようだ．入院は希望しないが不明熱診断は希望する患者というのも増えている印象であり，QOL 改善や合理的な説明を強く求める患者が目立ち始めているという傾向も，無視はできないとみている．

ウイルス性が多い

　ウイルスは，どうしても HIV や HBV など"名前のある"ウイルスが注目されるが，臨床現場では"名もなき"ウイルスが，あまねく人々の熱源になっている．すなわち，多くの人の発熱体験は，かぜウイルスによるかぜである．

　ウイルスは環境中に存在し，対応する特異抗体を保有していなければ（人間の）大小コミュニティ内で容易に伝播する．年齢を選ばないことが多い．不明熱の熱源として多いと言いたいわけではないが，不明熱というまれな現象に比べれば，ウイルス感染に関与する機会のほうが圧倒的に多く，したがって不明熱の「周辺」においてウイルス性の発熱がありふれているのは想像に難くない．

　ウイルス感染は，「外来で診る不明熱」の原因候補として，有力な候補にはあまりならない．しかし，外来で発熱疾患をみるとき，その熱を不明熱にさせないために必要なのはウイルス疾患の診断力なのであり，これに関しては重要であると考えて，第5章(p.64〜79)で具体的に詳述する．

あらゆる熱性疾患の初期症状である可能性

　これは内容というより，フェーズの問題である．どんな熱性疾患にも「初期症状」というものがあり，発症してすぐ受診すれば，疾患の時間軸を加味した全体像がまだわからないわけなので診断がつかない．初期のフェーズで受診し，かつそれを患者あるいは医師が問題視すれば不明熱になってしまう．

熱の「相談」

　もちろん，患者は熱に困っているわけだから，すべての受診は医師への相談である．ここで言いたいのは，その相談にくるのが"patient"ではなく"client"であるような場合のことである．この状況は以下の2パターンがあるように思われる．

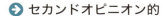

● セカンドオピニオン的

　典型的には，他院（大学病院クラス）で濃厚な不明熱精査をされても熱源がわからないとされ，医師からは「全部正常．病気はなかった．大丈夫」という結論を下されながらも病悩はとれず，セカンドオピニオン的に「相談」にくるというもの．筆者の事例で，「患者本人は仕事に出ているので家族のみ受診」ということもあった．

● 受診が発熱の間欠期（＝熱がないとき）にあたっている

　特にその間欠期が**長い**と思われるときがそうである．筆者の事例を挙げる．20代男性，受診時無症状．**4年**ごとに数週間発熱し，3回目の発熱が先々月まであったという（「4年」は誤植ではない）．その3回目の発熱の時期，症状，他院受診記録，検査データなどの資料を持参して筆者の外来を紹介受診．この熱，何でしょうか？　というもの．ここで注目して欲しいのは，ではこれが何の病気なのか？　ではなく，受診の段階でまったく症状がなく元気である点である．つまり，このとき患者は熱の「相談」にきているのである．上記の例は個人的にはさほど逸話例ではなく，2年に1回とか，1年に1回発熱するといったことで受診する場合がある．

経過が年・月単位である

　経過が年・月単位の熱の場合，その患者が入院している確率はとても低いはずである．結核，リンパ腫レベルの「不明熱の王様」であれば，逸話的に年・月単位の経過があり得ても，普通はこうした長期経過の「熱の訴え」は非消耗性・非炎症性の疾患が多い．すなわち，入院するほどでなく，外来に訪れることになる．

　2001年，New England Journal Medicineの遺伝性周期性発熱の総説[2]に，
"Patients with periodic fever that persists for more than two years rarely have infections or malignant disorders"
という記載があり，**2年以上にわたる周期性発熱では感染症や悪性疾患の**

==可能性はほとんどない==と読解できる．

　消耗性・浸潤性の病態進行を伴わずに時間だけが過ぎている印象のある時間経過の長い発熱は，おそらく元気であるから外来で診られる傾向となる．

● 文献
1　山下裕之ら．不明熱・不明炎症の原因としての悪性リンパ腫の重要性．日本臨床免疫学会会誌．2012；35；136-43．
2　Drenth JP, van der Meer JW. Hereditary periodic fever. N Engl J Med 2001；345：1748.

入院させることを考慮するとき

入院診療が望ましい状況

　本書の書名である〈外来で診る不明熱〉というのは，別に「不明熱は外来で診るべき」とか「不明熱は入院と外来に分けられる」といった主張を強く込めているわけではない．外来という切り口でもって不明熱の見方を変えると，今までと少し違うものがみえてくるだろうといった考えを込めている．本書の主旨の一つは，「外来で診るような熱では実はこのようなものもある・紛れてくる」といったことであって，**「外来で熱を診るテクニック」**だとか**「外来診療用読本」**といったことを目指していない．

　それでもなぜ**入院**に関する内容を設けたかというと，どうしても，「外来で診るのはよいが，いつ入院させたらよいか」「どれくらいまで外来で引っ張ってよいか」といった質問が多いからだ．本項では，実務的に考えて，むしろ入院診療が望ましいというような状況について簡単に述べることにする．

入院とすべきもの

- 意識障害がある
- 臓器不全が進行性である
- 心不全徴候がある
- 胸腹水がある

　発熱が遷延しているという負因に加え，上記のような因子があると，いよいよ生体の生理・代謝が代償できなくなっていることを意味すると思われる．

入院によって熱源を必ず突き止め，治療介入することが必須である．

入院としてもよいもの

- 高齢
- 慢性炎症に基づく消耗や疼痛（関節痛など）によってつらい
- 移動が困難
- 立案した検査プランが**明確である**

　最後の項目は，「とにかく全部やればよい」という発想では駄目で，絞った候補疾患が明確であることが前提である．例えば，「腹部に孤発性の腫瘤があり，その開腹生検あるいはCTガイド下生検目的と，その直前に下部消化管内視鏡精査を実施する目的の入院」．これは，大腸がん，悪性リンパ腫，腹部結核，炎症性偽腫瘍などを鑑別疾患として挙げた結果の入院プラン立案である．

　ここで述べることではないかもしれないが，たかが検査と思えても，諸検査によって患者の受ける負担は大きい．患者は，これで熱源がわかるかもしれないと思うから（つらい）検査を受けるわけで，今自分がオーダーしようとしている検査が本当に高い成果をあげられそうなのかをオーダー前に真剣に考えたほうがよい．そこまで誠実でないと，コミュニケーション不全を起こし，熱源精査シリーズの終了後に患者あるいは患者家族にしこりを残すことがある．

第2章

「不明熱外来」を開いたらこうなった

不明熱外来

不明熱外来の開設

　国立国際医療研究センター病院は総ベッド数800床，全診療科を擁する総合病院で，私の所属する総合診療科は2014年12月，知りうる限り国内初の不明熱診療に特化した「不明熱外来」を開設した．当時，当院では先進医療B「不明熱PET研究」という，当院核医学科主導の多施設共同研究がスタートしたばかりであった．先進医療というのは，国が承認した将来の保険適用を見据えての研究である．「不明熱PET研究」は，FDG-PET/CT検査を不明熱の熱原診断へ応用する臨床研究であり2014年9月から症例エントリーが始まっていた（2017年6月現在続行中）．

　「不明熱外来」は，当初はこの臨床研究に紐づけし近隣・関連医療機関から不明熱症例を募り，紹介の窓口として機能させるという意図があった．週に3日・事前予約制でスタートしたが，実際には古典的不明熱の定義を満たす患者，あるいは上記臨床研究の組み入れ基準を満たす患者が大挙訪れたというのではなく，以下の3群に大別されたように思われた．

1) 「予約制の外来」と告知しているのに，予約なしで紹介受診する・させるケース
2) 大学病院クラスの高次医療機関で濃厚に精査しても「病名」がつかず，困り果てた医師が大量の資料とともに紹介受診させるケース
3) 家族性地中海熱を中心とした自己炎症性疾患を扱える外来として紹介受診するケース（診断の確定，治療，転院目的）

❶ 不明熱外来を訪れる患者の特殊性：開設2年間の受診者数

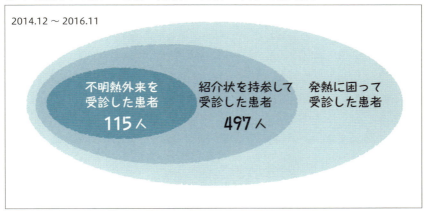

これら3群に大別された背景の解説としては，「外来で診る不明熱患者の一般的傾向」(p.12〜16)で述べたことと重なる．ただし，「(このたび当院で開いた予約制の)不明熱外来を訪れた患者」と，「当科(一般内科)外来に発熱精査を目的とした紹介状を持参して予約なしで受診した患者」と，「発熱に困って当科外来に受診した患者」の3者は，一見似ているようですべて同じではない(❶)．本項でフォーカスした**予約制**の不明熱外来を訪れた患者というのは，熱で困って受診した患者のなかでも特別・特殊な群なのである．

不明熱外来開設2年の概況

再度❶をみていただきたい．一番外側の「発熱に困って受診した患者」というのは，集計上非常に定義しづらかった．よって数を意図的に挿入していない．例えば，かぜは熱に困ってくるけれども，熱の原因が何だろうとはあまり思わないから熱が主訴にならないことがある．また，"かぜらしい"患者を除外するにしても組み入れるにしても，受診時の"かぜらしさ"をうまく定

義するのが困難だった．

　次にその内側に，発熱精査を目的に診療情報提供書を持参して受診した集団がきて，さらにその内側に事前に受診の申し込みをして予約をしたうえで受診したという集団がくる．これらはそれぞれ人数を記載した．すなわち，発熱に困って紹介状を持参して受診した患者497人のうち，このたび開設した「不明熱外来」を受診していたのは115人だったというわけである．

　不明熱外来にくる患者層は，発熱で困って外来を受診した患者全体を現しているとはいえず，その内訳（受診前の患者背景，診療後の最終診断や転帰）は非常に特殊な傾向に収束するだろうという予想がここで立つ．

不明熱外来を受診した患者の疾患別内訳

　次に❷を示す．これは不明熱外来を受診した患者の，集計時点での最終診断の内訳である．❸は，❷で「その他」とされた群のさらなる内訳を示したものである．

　上記疾患別内訳の全集計データから，不明熱外来を訪れた患者の2年経過時点での結果は，上位から次の5グループに大別された．

1. 自己炎症性疾患
2. 機能性高体温症
3. 確定診断できなかった群
4. 非感染性炎症性疾患 / 自己免疫性疾患
5. 雑多なその他的疾患

　❷をみればわかるように，1と2のグループはそれぞれ単独の病態であるがこれらだけでほぼ半数を占めている．よって，不明熱外来にくるような患者集団に近い背景の患者の困った熱を診るなら，1と2，この2つの病態

❷ 不明熱外来 115 人の診断内訳

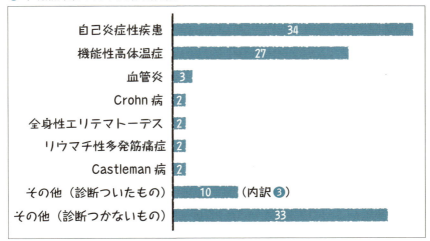

❸ 「その他」のうち診断がついたもの

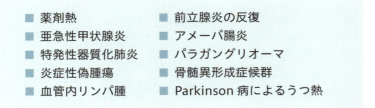

の**認識が大事**であるとわかる．3〜5はそれぞれ，疾患というよりグループ名である．

1　自己炎症性疾患

　自己炎症性疾患と判断した34人の疾患名別の内訳を❹に示す．個々の疾患については，コラムや第5章(p.118)で解説する．ここでは，不明熱外来においてなぜここまで自己炎症性疾患が多く集計されたかについて，その要点を次の4つに段階的にまとめた．

❹ 自己炎症性疾患の内訳

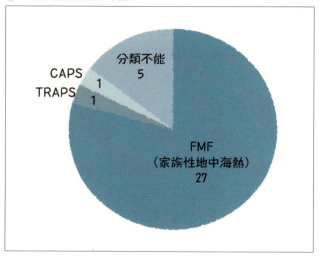

- 「熱が持続せず，反復し間欠期があり，その間欠期は元気そのもの」という性質が既存の熱性疾患にはあり得ないため，この病態（自己炎症性疾患）がそもそも想起・認識されにくい．
- 有熱期から間欠期に至る過程が「治療によって改善した」と認識されやすく，またその考えを医師も患者も修正しにくい．
- 濃厚な精査がされたのちに受診することが多い：相対的に有力な，既知の熱源候補がほぼすべて除外されている．
- 院内他科，近隣あるいは当科と友好関係にある医療機関が，当科が自己炎症性疾患を多くみていることを知って，疑い例を紹介してくる．

❹からもわかるように家族性地中海熱は一番多く，必ず認識したほうがよい疾患と思われる．また，私たちの科において3年間で30例の家族性地中海熱の経験を論文[1]にしているので，そちらも参照されたい．

2　機能性高体温症

　この病態も第 5 章(p.142)で取り上げて解説する．病態というより，私は「状態」と思っている．生命の危険などはなく医学的な一般状態は良好で，そのためか担当医師の関心をひきにくい．結果的に，患者の低い QOL が受け止められず，文字通り「熱に困った」患者が当外来を受診する機会が増えたものと思われる．

3　確定診断できなかった群

　❸では❷における「その他」の疾患のうち診断名がついたものを示したが，実際には 33 人もの「診断がつかなかった」症例があった．個人的にはこの集団の解析が非常に重要だと思っているが，ここで述べるには一般性がたりない．ただし，自施設内・科内の診療のためには分析する意味はある．よってここに該当するケース（＝診断がつかなかった症例）への対処は，各自・各施設の診療のために積極的に分析・内省することによって見出すとよい．

4　非感染性炎症性疾患 / 自己免疫性疾患

　このグループに分類した疾患を❺に示す．疾患単位ではそれぞれ少数であり，確定された一定の傾向はないと思われる．しかし血管炎，全身性エリテマトーデス(SLE)，Crohn 病などは，もともと不明熱の原因疾患として有名・王道のものであり，当然ながら留意すべきである．私たちのこの集計数が少ないと感じるか，感じないかは医師の個々の経験や背景，診療セッティングによって異なるであろう．当科は発熱診療に対する意欲が強いせいだと思うが，よくわからない熱を不明熱にさせることが少なく，このグループにあるような"王道疾患"が最終診断となる不明熱例が相対的に少なく集計されたのかもしれない．ここでは❺の疾患のうち，集計数上位の代表的疾患について，自験例の概況を以下に簡潔に記述する．

❺ 非感染性炎症性疾患／自己免疫性疾患の内訳

- 血管炎
- Crohn 病
- SLE
- 薬剤熱
- 亜急性甲状腺炎
- 特発性器質化肺炎
- 炎症性偽腫瘍
- リウマチ性多発筋痛症
- Castleman 病

➡ 血管炎

3例のうち，2例が large vessel vasculitis，いわゆる大動脈炎だった．年齢は84歳と75歳であり，おそらく巨細胞性動脈炎と思われた．残りの1例はANCA関連血管炎（microscopic polyangiitis）だった．

➡ Crohn 病

2例とも非典型な経過のものだった．1例は，当科に下肢浮腫と不明熱で紹介受診となっていた中年女性．精査の末，小腸型と思われたが，病理組織診の確証がつかめぬまま消長し，その後虹彩炎や無菌性髄膜炎といった腸管外症候が発症して全体の病像が不明熱的となったケースだった．

もう1例は，反復する発熱・腹痛の精査に際し不明熱外来に紹介があった若年女性．下部消化管内視鏡の所見が非常に軽微で，不明熱 PET 研究にエントリーし FDG-PET/CT を施行したところ，内視鏡上は軽微と思われた結腸に強い FDG 集積を認めたほか，食道にも強い集積を認めた．上部・下部について内視鏡を改めて実施し診断を得た．なお，口腔内アフタや結節性紅斑なども遅発し結果的には典型的な Crohn 病にみえたが，初期症候が発熱主体だったため不明熱化した．

➡ 全身性エリテマトーデス（SLE）

2例あったが，1例はこちらの受診時に即診断が可能なものだった．もう1例は菊池病が反復していると思われる経過で受診し，病歴やデータを分析し，SLE の発症・活動性と判断したケースだった．

▶ リウマチ性多発筋痛症（PMR）

2例とも転院例であり，転院し当科に初診した段階でPMRの診断の可能性のあたりがついていた．非典型例ではなかった．PMRという病態の認識

▌世界で一番簡単な TRAPS のレクチャー

- TRAPS は TNF 受容体関連周期性症候群の略．
- 1982 年 Williamson らが「Familial Hibernian fever」として報告＊したのが最初．
- Williamson らは，『反復性の発熱・腹痛・限局性の筋痛・紅斑性の皮膚病変を呈するアイルランド人・スコットランド人家系（3 世代 /5 家系 /13 名）』として報告．
- 常染色体優性の形式であり，胸膜炎・白血球増多・血沈亢進があり，また自然軽快傾向があり良性の経過だったという．
- 自己炎症性周期性発熱症候群のなかで一番臨床的 variation が多い気がする；一番鑑別に残りやすい．
- 外来でも入院でもみかける．
- 有熱期間，周期，年齢，症状：すべて幅広い．
- 不明熱を精査し尽くして最後に残るものかもしれない．
- FMF とセットで記述されていることが多いので，釣られないように（病像はだいぶ違う）．
- 若年性特発性関節炎 / 成人 Still 病との区別がたぶんかなり難しい．
- 非特異的なものが多いなか，TRAPS を特徴づけるもの：結膜炎・眼周囲浮腫・筋痛 / 筋膜炎．
- 家族歴の意味合いはほかの自己炎症性疾患より高い．
- ステロイドの反応性による治療的診断は，積極的にはやめておいたほうがよい．

Williamson LM, et al. Familial Hibernian fever. Q J Med 1982, 51；469-80.

❻ 雑多なその他的疾患の内訳

- 前立腺炎の反復
- アメーバ腸炎
- パラガングリオーマ
- 骨髄異形成症候群
- 血管内リンパ腫
- Parkinson病によるうつ熱

がまだ一般には膾炙していない印象を受けた．

5　雑多なその他的疾患

　この群は，「ノンジャンル」「レア」「例外的」といった様相であり，まさに"その他的"なグループである．まだ数が少なく一定の傾向はないが，一応❻に内訳を示す．今後，受診患者数が増えていけばさらにバリエーションに富んだ疾患たちがここへグルーピングされることだろう．

　不明熱外来というセッティングにすると感染症は全115例中2例であり，ごく少ないことがわかった．感染症といえば普通，発熱や不明熱の原因疾患として極めてありふれたものであるはずであるが，当シリーズでは感染症は例外的存在となった．これは非常に印象的である．

　総じてこのグループに関しては，あまり対策らしい対策はできないように思われる．しかし「私の考える不明熱」(p.3)で述べたように，不明熱をみていくには折にふれて，まれな病気も含めた各論的知識の集積に努めるとよい．非科学的な物言いで大変恐縮だが，たとえ経験がないものでも，ちょっとでも知識を入れておけば思い出したようにハッと想起できることがある．

不明熱外来：まとめ

　不明熱外来を開設してみてのまとめは以下のようになる．

- 未診断の周期性発熱症候群が多い
- QOLに注目されぬまま精査だけが繰り返されて拾い上げられなかった機能性高体温症が多い
- 感染症が極めて少ない

　入院を余儀なくされるような不明熱は，例えばリンパ腫など病態がある程度シリアスであることが多い．一方，外来での不明熱はすぐ予後不良に直結する病態は少ないため，担当医から強い関心をひかれなくなっている傾向にある．結果として解決が遠ざかり，患者のQOLを著しく下げている例が少なくない印象を強く受けた．不定愁訴として扱われていることもあり，**外来というのは不明熱と不定愁訴がクロスオーバーする場でもある**ということもわかった．これに似た内容は姉妹書『内科で診る不定愁訴』（中山書店）の【Doctor's neglect（p.19〜21）】でも触れている．

　今回，複数の医療機関を回ってきたという患者にも多く遭遇した．1章で既に述べたが，QOL改善や合理的な説明を強く求める患者が目立ち始めているという傾向を確かに感じた．「不明熱外来」が私たちだけのところのものであって不明熱患者が私たちのところにどんどん集まってきて欲しい，と私は願っていない．**各医療機関でなるべく自己完結できるのが理想**である．このことが，実は本書の本当の目指すところであるということを密かにここに明記しておくとしよう．

● 文献
1　國松淳和ら．外来における不明熱の原因疾患としての家族性地中海熱の重要性．日本臨床免疫学会会誌 2016；39；130-9．

世界で一番簡単な CAPS のレクチャー

- CAPS はクライオパイリン関連周期性発熱症候群の略．
- CAPS には，大まかに 3 つの病型がある．
- 軽症の家族性寒冷自己炎症症候群（FCAS）と，乳幼児からしっかり関節症状などが現れてしまう重症型の CINCA 症候群と，その中間ぐらいの Muckle-Wells 症候群（MWS）の 3 つ．
- FMF は地中海地方と日本で病像が異なる部分あり→ CAPS もそうかもしれない：上記 3 つのタイプ分けにこだわらず広く疑うべき．
- CINCA 症候群以外は，成人でもありうる（成人になって診断される）．
- FCAS・MWS は，数時間～ 1 週以内くらいの短い熱の持続．

FCAS
- 軽症とはいえ生下時の発症「赤ちゃんの頃から」：しかしもっと遅発する例もある．
- 冷気に当たって，1 ～ 2 時間後から発症する蕁麻疹様皮疹と発熱：半日続く→生活ベースでは「1 日」と感じる．
- CRP は上がるがすぐ下がる：MWS との区別が曖昧なら持続陽性もありで，結膜炎，感音性難聴にも一応注意．
- 驚くほど見過ごされている．
- NLRP-3 変異が関連．

MWS
- FCAS より症状が強いもの．
- FCAS は本当に軽く，極論すれば治療が要らない例もあるくらいだが，MWS は見つける意味がある．
- 長い経過のなかで，感音性難聴の history がある．
- 蕁麻疹様皮疹．
- 結膜炎・強膜炎の反復．
- 関節炎は時に持続性．
- 発熱時には CRP 上昇．
- NLRP-3 変異が関連．

# 第3章

発熱パターン別「外来で診る不明熱」の診断マトリックス

発熱パターンの類型化

　本章では，外来というセッティングで**ちょっと難しい**不明熱を分類するための「診断マトリックス」を提案し解説したい．

　外来で診る不明熱は，経過が長いことも多いため，通常いわれているいわゆる「熱型」を把握するのではしっくりこない．しかし，どんな風に熱が出ているか自体は非常に重要であり，注目に値する．ちょっと難しい不明熱を読み解くために，発熱パターンを類型化するという試みを行いたい．

従来型の熱型についての考察

　熱型の種類には，稽留熱，弛張熱，間欠熱，波状熱，周期熱などがある（❶）．私は，これらの分類は今日的でないと考えていて，周期熱以外は日常診療ではほぼ使用しない（周期熱は非常に特異的な熱型である）．抗菌薬や熱源精査のための診断機器や技術（CT や MRI，超音波など）がない時代，すなわち発熱疾患の対処法・診断精度が今では考えられないくらい低い時代には熱型の把握は有用だったはずだが，現在はこの通常いわれている熱型だけで鑑別するにはあまりに精度が低い．

　例えば稽留熱は，日内変動（日較差）が1℃以内の"高熱"ということになっているが，実際には外来では，"稽留"はしているが日較差のない微熱あるいは（患者のいう）微熱感というものもよくある．また稽留熱を呈している患者に解熱剤や抗菌薬などの修飾が入り，それが有効性を示せば容易に日較差のある熱型になる．体温の日較差を認めることで分類する弛張熱，間欠熱は，既に述べたようにただでさえ日内変動というものが曖昧となりうるのだから，前提が曖昧になるので分類自体が危うい．そして弛張熱か間欠熱かは，

❶ 従来型の熱型について

稽留熱：日内変動(日差)が 1℃以内の高熱
弛張熱：日内変動が 1℃以上の高熱で，低いときでも 37℃以上あるもの
間欠熱：日内変動が 1℃以上の高熱で，低いときには 37℃以下になるもの
波状熱：有熱期と平熱期(無熱期)が不規則に繰り返されるもの
周期熱：規則的な周期をもって発熱が繰り返されるもの

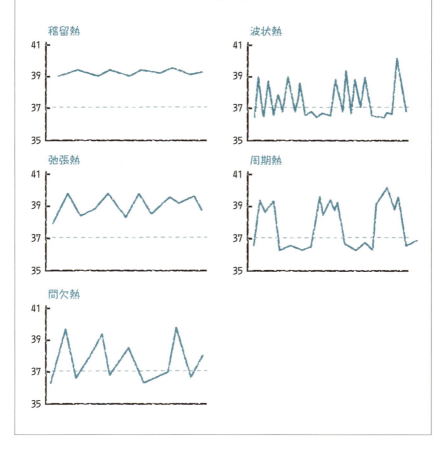

低いときの体温が 37℃ を上回る（弛張熱）か下回る（間欠熱）か，で分けることになっており，結局この程度の分類ではあまり曖昧さが回避しきれていないのではないだろうか．

　発熱を完全に放置して数日様子をみることにより，このような熱型を判定できたとしても，熱型による鑑別精度を遥かに上回る検査技術で鑑別することになるわけであり，その患者に熱苦痛を強いた数日間に一体何の意味があるのだろうか．病歴という過去の事柄を用いて熱型を検討するならよいが，医師が医師の意図で「では熱型をみてみましょう」と未来方向には言ってはいけない気がする．「熱型をみて様子をみる」というプランは，医師の思考停止の一つの表現であると私は考えている．

外来の不明熱で把握すべき発熱パターン❷

　では外来における不明熱において，「熱型」というものをどのように捉えるべきか．私は次に示す 4 項目でみていくのがよいと考えている．

- 連続する熱の持続日数
- 完全な無熱期の有無と，ある場合はその日数
- 熱の grade：高熱か微熱か（おおまかに）
- 炎症反応（CRP・血沈）を伴うか

　外来で診る不明熱では，これらを把握することである程度の病態推測がつくことが多い．一般にはポイントとされている「熱の日較差」はあまり気にしない（弛張熱，間欠熱の判定ではこの日内変動が重視されるが）．とはいえ，成人 Still 病に関しては「1 日に 2 峰性のピークをとる spike fever」という典型的な熱型をみることが確かにあり，この熱型は参考にしている．成人 Still 病という診断が容易でない疾患の場合，まれにこのような情報が背中を後押しすることがある．

❷ 外来の不明熱で把握すべき発熱パターンの捉え方

- 連続する熱の持続日数
- 完全な無熱期の有無と，ある場合はその日数
- 熱の grade：高熱か微熱か（おおまかに）
- 炎症反応（CRP・血沈）を伴うか

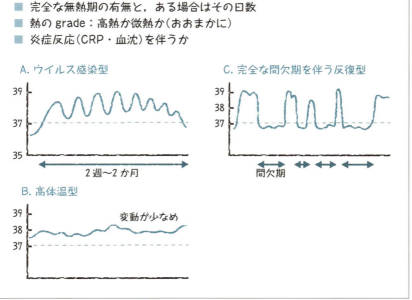

A　ウイルス感染型（がた）

　ウイルス感染型というのは，従来の熱型でいうと弛張熱，間欠熱をあわせたような熱型で，要するに「1日の最高体温でみれば，連日高熱が続く」程度の内容を指している．日較差はあってよいが，その較差の程度は問わない．それよりも，2週～2か月かけて一相性の経過で自然軽快するような性質も〈ウイルス感染型〉というパターン名に込めている．

B　高体温型（がた）

　この高体温型でいう「高」というのは "high" というのでなく "hyper" という意味でとって欲しい．ウイルス感染型と違い，高体温型は「弛張熱・間欠

35

熱」の様相のないものをいう．すなわち，熱がずっと遷延するような発熱パターンを〈高体温型〉と呼ぶことにしている．微熱が稽留している様相もこのパターンと捉えてもよいだろう．

C 完全な間欠期を伴う反復型

　完全な間欠期を伴う反復型では，伴う間欠期の時間単位によって，さらに大体3つに分ける（日単位，週単位，月・年単位）．この場合の間欠期とは具体的には熱のエピソードとエピソードの間の無熱の期間のことをいう．もし間欠期の長さが規則的なら，周期熱（periodic fever）と呼んでよい．周期性に発熱していることを前提にするなら，その1回あたりの熱エピソードの日数が鑑別に非常に大事になってくる．周期性発熱をきたす自己炎症性疾患の鑑別では，熱エピソードの持続日数が大事になってくる．

　今回のパターン分けでは，熱と熱の間隔の規則性は重視していない．その代わり十分重視しているのは**伴う間欠期が完全な無熱（あるいは無症状・正常データ）であるかどうか**である．ここは十分注意して欲しい．次項でも重ねて説明することにする．

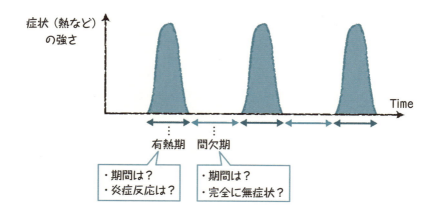

マトリックスの全貌と注意点

外来でつかうマトリックス

　はじめに述べるが，これは**特殊な**マトリックス表(❸)である．単に熱一般をみるためのマトリックスではない．外来というセッティングで，かつ突き詰めてさまざまに検討したがよくわからないという熱に取り組む際，立ちかえって見直し始めるときに参照されることを意識して作成してある．

　マトリックス内には，私が選定した代表的な疾患・病態を記載してあるが，全身性エリテマトーデス(SLE)，Behçet病の2疾患については意図的に省いてある．この2疾患は，このような「熱型×CRP」程度のマトリックスでは，クリアに分けられない．容易にこのマトリックスをまたがったり，重複したりするのだ．この2疾患に共通することがある．それは，どちらにも「分類基準」があってそれに基づいて「臨床診断」する疾患，という点である．画像・病理所見，医師の経験・裁量で診断するのではなく，分類基準に忠実に診断してよい2疾患であって，これの意味するところは，分類基準に入るような症状がなければ診断できないということである．例えば，ある患者が「熱のみ」のようなプレゼンテーションだとして，そこでSLEやBehçet病を考慮するとしてもそれだけでは診断できない．分類基準で診断する疾患は，(通常は)その基準を満たすかどうかだけであるから，想起さえできればこの2疾患は「外来で診る不明熱」にアプローチするためのマトリックスにまつわる話の俎上に載せなくてもよいだろう．

　続いて，「結核，リンパ腫，膿瘍」の扱いである．この3病態についても，このマトリックス(特に右側のCRP陽性のタテ列)内のどこにも該当しうる．そのため選定外とした．この3病態についてはどんな例外もありうるし，ま

❸ 発熱パターン別「外来で診る不明熱」の診断マトリックス

	CRP 陰性 or 軽度陽性	CRP 陽性 or 慢性炎症
A. ウイルス感染型 （高熱, 日較差あり）	● ウイルス感染 ● 菊池病 ● 薬剤熱	● 成人 Still 病 ● 結節性紅斑 ● IgA 血管炎 ● 薬剤性過敏症症候群 ● 血球貪食症候群
B. 高体温型 （微熱, 遷延性）	● 成人型機能性高体温 ● 内分泌疾患 ● 発汗障害（精神疾患, うつ熱, Parkinson 病, Fabry 病など） ● 薬剤熱	※慢性炎症をきたす多くの疾患
C. 完全な間欠期を伴う反復型 （↑間隔が短い／↓間隔が長い）	● 高体温型と同じもの ● 小児・思春期型機能性高体温 ● fume fever ● 薬剤熱 ● 過敏性肺臓炎 ● 菊池病	● 炎症性偽腫瘍 ● CAPS ● マラリア ● 回帰熱 ● ホジキン病（Pel-Ebstein 熱） ● CAEBV ● 他の血液腫瘍/MDS など ● 治療されていないブルセラ症（波状熱） ● 結晶性関節炎 ● FMF ● PFAPA ● TRAPS

たこれらの何が手強いかといえば「common である」という点である．母数が多いというのは本当に大きく，割合として頻度の低い例外的な事象であっても，そもそもが common な病態なので実数は多い．いつも疑わねばならないという点で，この3病態もマトリックスに載せて議論するという場合分けから外したい．

この後，各マトリックス別の解説に入るが，マトリックス(❸)に示した疾患は，一応の目安として掲げてはいるが例外も多い．このマトリックス表を使った解説は，あくまで病像をつかむことの一助となればとの意図であり，安全・簡便にパターン認識あるいは鑑別できるようなアイテムにはなり得ないと考えている．各自で運用上注意を払っていただきたい．

マトリックス別の解説

A　ウイルス感染型

	CRP 陰性 or 軽度陽性	CRP 陽性 or 慢性炎症
A. ウイルス感染型 （高熱，日較差あり）	● ウイルス感染 ● 菊池病 ● 薬剤熱	● 成人 Still 病 ● 結節性紅斑 ● IgA 血管炎 ● 薬剤性過敏症症候群 ● 血球貪食症候群

➡「ウイルス感染型 ×CRP 陰性～軽度陽性」のマトリックス

ウイルス疾患・菊池病を意識する．もちろん例外はあり，CRP の高いウイルス疾患・菊池病もあるが決して多数派ではない．また，やや非典型だが高熱となる薬剤熱もあるので薬剤歴にも留意する．

➡「ウイルス感染型 ×CRP 陽性～慢性炎症」のマトリックス

　成人 Still 病，結節性紅斑，IgA 血管炎（Henoch-Schönlein 紫斑病）などが挙がる．ここは病態によるが，2 週～2 か月かけて一相性の経過で自然軽快する性質をもつことも多いマトリックスである．Drug-induced の炎症病態もここに入る．いわゆる DIHS（薬剤性過敏症症候群；drug-induced hypersensitivity syndrome）や血球貪食症候群のようにやや固定してしまった炎症病態が問題となる場合もここに該当しうるだろう．これらはうまく誘因がわからないとき不明熱化する．

　ただし，この **A** のマトリックスは万能ではなく，互いに横のマトリックスに入りうるし，あるいは 1 つ下の **B** のマトリックスとも境界が曖昧となることには留意されたい．

B　高体温型

	CRP 陰性 or 軽度陽性	CRP 陽性 or 慢性炎症
B. 高体温型 （微熱，遷延性）	● 成人型機能性高体温 ● 内分泌疾患 ● 発汗障害（精神疾患，うつ熱，Parkinson 病，Fabry 病など） ● 薬剤熱	※慢性炎症をきたす多くの疾患

➡「高体温型 ×CRP 陰性～軽度陽性」のマトリックス

　多くの成人型の機能性高体温症，内分泌疾患，発汗障害（うつ熱，Parkinson 病，Fabry 病など）などが挙がる．機能性高体温症については第 5 章（p.142）で詳述する．ここは免疫を介した炎症病態ではない機序で生成された熱が問題になる．インフルエンザ罹患後など，ありふれた健康トラブル後などに，ちょっとしたことで人は体温が上がる．必ずしも「疾患」「病気」といった様相ではないものの多くがここに該当することになる．これがこのマトリックスの特徴でもある．

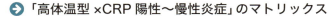

◆「高体温型 ×CRP 陽性〜慢性炎症」のマトリックス

非常に多くの疾患が該当しうるが，性質を要約すれば「発熱は微熱で特徴が乏しい一方で，炎症反応は慢性で顕著」ということであるから，熱というより炎症源を精査する対象である．よって，例えばリウマチ性多発筋痛症，関節炎，血管炎，結核症などが挙がるが，決してこれらだけではない．炎症源を必ず特定すべきであるという点では，注意すべきマトリックスである．

なお，このマトリックスは1つ上のマトリックスと境界が曖昧であることは，常に留意しておいたほうがよい．

C 完全な間欠期を伴う反復型

		CRP 陰性 or 軽度陽性	CRP 陽性 or 慢性炎症
C. 完全な間欠期を伴う反復型	間隔が短い ↑↓ 間隔が長い	● 高体温型と同じもの ● 小児・思春期型機能性高体温 ● fume fever ● 薬剤熱 ● 過敏性肺臓炎 ● 菊池病	● 炎症性偽腫瘍 ● CAPS ● マラリア ● 回帰熱 ● ホジキン病（Pel-Ebstein 熱） ● CAEBV ● 他の血液腫瘍 /MDS など ● 治療されていないブルセラ症（波状熱） ● 結晶性関節炎 ● FMF ● PFAPA ｝周期熱 ● TRAPS

これらのマトリックスについて説明する前に，ここでいう「間欠期」について再度述べる．ここでの間欠期とは完全な間欠期のことをいい，その様子は症状が弱まっているという程度のことでなく，いったん病態や症状が停止しほぼ正常の状態に戻るというさまをいっている．〈無熱・正常データ・体調改善〉がそろっている状態を想定して欲しい．そうでない間欠期というのは，単なる"揺らぎ"の程度に収まるものであり症状の盛衰の範囲内と考えられてしまう．いわば「ウイルス感染型」「高体温型」を単に複合した状態ということであり，病態の候補が加算的に増えてしまうだけで，このマトリックスの病態の特異性は急に失われる．症状の改善をみたときに「どこまでよくなるか」というのがポイントで，ここでの間欠期とは「すべて正常化する」イメージである．これを改めて認識されたい．経過全体のイメージは，有熱期と無熱期がメリハリよく交互的に訪れるというものである．

また，先ほどパターン C のところの解説で，熱と熱の間隔の時間単位によって，さらに大体3つに分ける（日単位，週単位，月・年単位）と述べた（p.36）．しかしこの分け方は境界明瞭でなく，ある程度は連続性をもっているものと捉えたほうがよい．

●「完全な間欠期を伴う反復型 ×CRP 陰性〜軽度陽性」のマトリックス

間欠期が短いと思われる場合，「間欠期」自体を定義しづらいので，高体温型のマトリックス B と似通うものが入ってくる．

次いで，小児・思春期型の機能性高体温症が相当する．「fume fever」というのは，具体的には metal fume fever と polymer fume fever を指し，まとめると金属や化学物質の不適切な吸入でその吸入直後に発熱などのインフルエンザ様症状が出ることをいっている．重いと，肺臓炎や肺水腫といった呼吸器障害がメインとなるが，（吸入量や吸入時間が）軽いと繰り返す発熱のみが関心ごととなる．内因性の要素ではなく，吸入のたびごとの発症となるため，間欠期が日の単位でありうるとした．例えばポリテトラフルオロエチレン（いわゆるテフロン®）加工の調理器などの空焚きや，空焚きでなくても

傷んだ調理器などを加熱した際に発生する熱分解産物（これが polymer fume）を吸入すれば，健康人が日常生活ベースでテンポよく反復する熱となる．

間欠期を伴うような，反復する発熱パターンとなる薬剤熱も多い．具体的には点滴抗菌薬が多いのではないだろうか．例えばもしある種のβラクタム薬にアレルギーがある場合，感染症を発症してそのたびに（薬剤熱による）発熱が遷延し変更・中止で改善，という臨床経緯がこのマトリックスの病像と重なることがある．療養目的で入院中の寝たきり高齢者や，往診・在宅診療のセッティングなどでみかけることも多い．どうしても感染（週単位の間隔で!?）を繰り返してしまう，それで薬剤熱もかぶっていてそのつど発熱の対応が悩ましい，というのが「反復型」という臨床表現となるというわけである．

単一の病態であるという前提で，月や年の単位の潜時のあるもののうち，有症期に不明熱化しうるものとして過敏性肺臓炎と菊池病を挙げた．前者は夏型過敏性肺臓炎が象徴的な例で，夏季に有症化することから月〜年単位の期間ごとに反復しうる．また同じ非感染性の肺臓炎として好酸球性肺炎がある．慢性型もあり，慢性化に至る経過で不明熱的エピソードを反復する病像をとることがある．もちろん胸部異常影や呼吸器症状を伴うものの，増悪・寛解を繰り返すさまに戸惑えば診断が遅れる[1]．recurrent type の好酸球性肺炎もこのマトリックスに入れておく．長い経過の症例では"アレルギー的なもの（allergic）"を想起しておくというのは，心得あるいは推論法として重要である．

もう一つ，菊池病は年の単位の潜時を経て再発しうる．菊池病は再発しうることは頭でわかっていても，かなり年数が開いてしまえば患者にも担当医にも注意がひかれないことがあるためか，時に不明熱となる．「若年で，熱が続いてリンパ節が腫れて痛かったという既往がある患者」に生じた不明熱が菊池病であることは多い．その既往を伝染性単核球症と推測診断されて終わっている場合もある．むろん，菊地病を反復する過程で SLE を発症することもある点には注意を要する．

▶「完全な間欠期を伴う反復型 ×CRP 陽性〜慢性炎症」のマトリックス

　このマトリックスにはかなり特徴的…，というか稀少な病態が入ってくる．

　炎症性偽腫瘍は，慢性炎症化して遷延性の病態となり，1つ上のマトリックスに入ることも多いが，発熱が反復して間欠期も伴い，状態がよいまま年単位で経過することもある．

　次いでクライオパイリン関連周期性症候群（cryopyrin-associated periodic syndrome：CAPS），マラリア，回帰熱（ボレリア感染症）を挙げた．

　マラリア，回帰熱は多少熱で困ることはあってもまず古典型不明熱の定義を満たすような不明熱になることはないと思われる．なぜなら，長い経過の熱で困るというより，比較的急性あるいは亜急性の時間単位でのプロブレムであるので，あまり「不明熱」という問題視のされ方はしない．海外渡航歴のない患者にマラリアの可能性について検討し続けていても非効率である．マラリア流行地の渡航歴がなければマラリアは否定的と普通は考える．回帰熱も，ダニ媒介あるいはシラミ媒介感染症であり，やはり流行地域への渡航歴，接触機会の可能性の問診が重視される．しかし回帰熱は自然経過で発熱しなくなるそうである．

　ただしマラリア，回帰熱は特徴的な発熱を呈することがある．渡航歴などからこれらをうまく拾い上げられない場合も想定し，迷った挙句，確認という意味でこのマトリックスに入れ込むことにした．四日熱マラリアは潜伏期間が1か月以上となりえ，また熱周期も72時間と長いため知らなければ戸惑う可能性がある．また三日熱マラリアも，潜伏期は短い（2週間）ものの無症候期が長いことがあり，最後の渡航歴が月の単位となれば過去形にされてしまい問診で拾い上げられにくいことがある．マラリアの熱周期も崩れることが多いので知識だけで「周期性になるはずだ」と覚えてしまうと戸惑うかもしれない．回帰熱（ダニ媒介性）の潜伏期は5〜10日で大体1週，頭痛，関節痛，筋肉痛，嘔気などの非特異的症状を伴う突然の発熱で発症して，発熱は1〜3日間続きその次の発熱期までの間の無熱期は4〜14日間で大体

1週である．回帰回数は最大13回で平均としては3回とされている．

さらにこのマトリックス内で，間欠期の間隔が延びてくるとそれなりの特色が出てくる．この辺りに入る病態の呈する熱パターンは，① Pel-Ebstein熱，②従来型の熱型でいえば波状熱に近いもの，③周期性の発熱，の3つに分けると考えやすい．しかし，いずれも一筋縄でいかない病態が多い．

また，慢性活動性EBウイルス感染症(CAEBV)や骨髄異形成症候群(MDS)などの一部の血液腫瘍では，時に間欠的な発熱エピソードを反復することがある．「番外編：コンサルトされる不明熱」(p.166)で炎症病態を呈する血液疾患，コラム(p.182)内でCAEBVが周期性発熱様の病像になることについてそれぞれ触れているので一読されたい．

間欠期が月や年の単位であり得てそれが続く，そして有症期に炎症を伴う，というのは非常に例外的かつ特異的で，自己炎症性疾患などくらいしかないともいえる．TNF受容体関連周期性症候群(TNF receptor-associated periodic syndrome：TRAPS)は発作と発作の間隔が週単位，あるいはもっと月や年の単位で空いてもおかしくはない．

このマトリックスの表中に断りなく載せたCAPS，FMF，PFAPA症候群，TRAPSに関しては，それぞれコラム(p.30, p.8, p.27)および第6章「PFAPA症候群」(p.201)で簡単に説明している．

● 文献
1 Saukkonen K, et al. CASE RECORDS of the MASSACHUSETTS GENERAL HOSPITAL. Case 8-2016. A 71-Year-Old Man with Recurrent Fevers, Hypoxemia, and Lung Infiltrates. N Engl J Med 2016：374；1077-85.

反復するということ

　ここまで，反復する発熱（recurrent fever）というものを話題にした．さらにここでは，「反復する」ということについて補足する[1]．「反復する」というのは，ある閾値（これを超えたら症状が出る・受診する，といったライン）を超えたイベントが**繰り返して**起こることを指している．

　まず❹Aのようなタイプの経過を注意してみて欲しい．症状が勢いよく増悪したり，いったんはそれなりによいところまで軽快したりしながら経過していくような様相である．水面下では炎症がくすぶっていたものが時に症状の悪化として噴出するという経過のものも，反復性という表現になる．患者の訴えや体温のみで熱型だけを把握しようとしていると，❹Aのような状態を完全な間欠期を伴う反復型の発熱パターンと誤認しうる（❹B → C）．

　また，患者の訴えは常に主観的である．したがって時間のない外来診療な

❹A

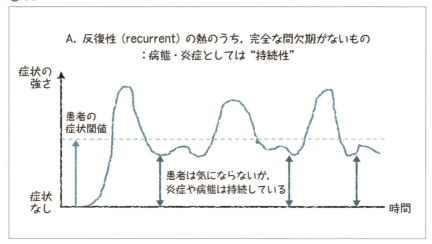

どではすぐにその訴えの正確性が把握できないことが多い．例えば次の❺のようなタイプの経過も，「反復性」と捉えられてしまうことがあるので注意する．

❹ B

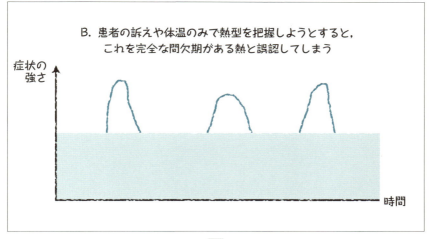

❹ C

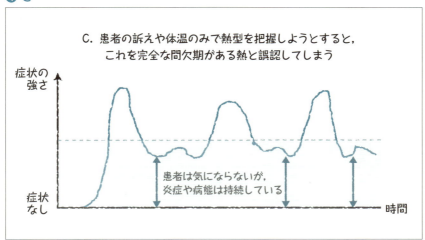

❺

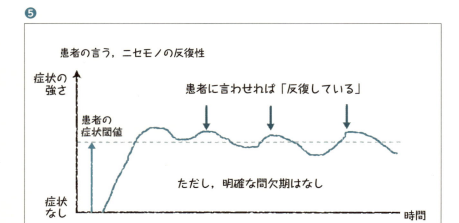

❻

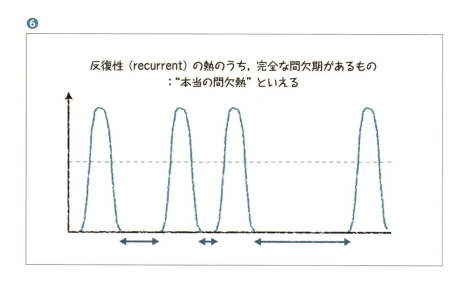

❼

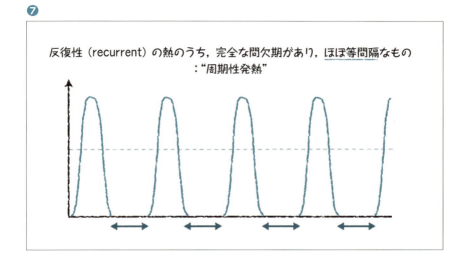

　これに対し、❻のようにエピソードが繰り返し起こるような形で、そしてそれぞれそのつどいったんは完全に症状がないところまで改善する様相、これは本当の間欠熱といえる。一方繰り返しになるが、❹は反復性とはいえるが完全な間欠期があるとはいえない。完全な間欠期のある反復性の発熱の特殊型が周期性発熱である。周期性発熱では、間欠性に生ずる熱エピソード間の間隔がほぼ等間隔である（❼）。

　熱型というと熱自体（有熱期）に注目しがちだが、**間欠期（熱がないとき）の状態に注目するとより精確な病態把握が可能になる**。具体的な方法として、間欠期と思われる時期に炎症反応があるのかないのかをまず確認し、間欠期のコンディションが完全に症状やデータ異常のない元の通りになっているかどうかに注目するとよい。

　このように反復性の発熱（recurrent fever）といっても内容はさまざまであり、単一のもの・特異的なものを指すのではなく総称と考えるべきである。

● 文献
1 大曲貴夫, 忽那賢志, 國松淳和, 佐田竜一, 狩野俊和. Fever 発熱について我々が語るべき幾つかの事柄. 東京：金原出版；2015.

発熱を主徴とする自己炎症性疾患

- 成人の一般診療では次の 4 つをおさえる.
    1. 家族性地中海熱（FMF）
    2. TNF 受容体関連周期性症候群（TRAPS）
    3. クライオパイリン関連周期性発熱症候群（CAPS）：家族性寒冷自己炎症症候群（FCAS）と Muckle-Wells 症候群（MWS）
    4. PFAPA 症候群

- 熱発作時の持続期間で分けると
    - 発熱が数時間：FCAS
    - 発熱が 7 日以内：FMF, MWS, PFAPA 症候群
    - 発熱が 7 日を超える：TRAPS

第4章

「発熱カレンダー」で分析しよう

外来で診るちょっと難しい不明熱

熱が出たり下がったりする不明熱への対応

周期性を見抜くために

　そろそろ気づかれてしまっているかもしれないが，熱を繰り返して困っているという複雑な状況から，周期性発熱を呈する自己炎症性疾患を見抜くことは本書の大きなテーマの一つである．例えば家族性地中海熱（FMF）だと思う患者がいたとしてそれを即「決め打ち」してよいかは迷う．「これはFMFだ」と強く思ったとしても，推論を誤ることはある．FMFのような特異性の高い疾患であっても（状況に応じた）除外すべき疾患はある．未診断の段階で，FMFとしての典型性が少なければ少ないほど慎重であるべきである．今，私は非常に当たり前のことを言っている．

　とはいえFMFを疑っている時点でおそらく多くのcommon diseaseが除外されていて，要するに診断がよくわからないという状況になっていることが多い．すると，FMFがそれなりのrare diseaseであることもあって，不安になることも多い．不安になると楽な仮説にすがりたくなるものだ．そのようななかで誤りが生じる．

　本書を読めば，FMFを始めとした自己炎症性疾患の拾い出し方を身につけることができる．とはいえ求められるのは除外診断であり，大事なのは基本的な鑑別診断の精度である．周期性発熱症候群の病像の特異性というのは見慣れればわかっていくものであるが，慣れないうちは推論がぶれる．繰り返す発熱は長期化し，複雑化した病歴となることも多く経過を把握しにくい．こうして自己炎症性疾患の認識が遅れる．本章で提案する「発熱カレンダー」の運用は，そんな複雑な経過のなかから周期性発熱症候群の特異性を浮き彫りにさせるための一つの方法論である．次項では，発熱カレンダーの

運用例としてまず「自己炎症性疾患の拾い出し」をテーマとして挙げ，解説を行っていく．

> ### 世界で一番簡単な自己炎症性疾患のレクチャー
>
> - 「自然免疫」の「自然」は，「生まれつき備わった」という意味のみで捉えるのは不適切．
> - 自然免疫は「生体の最前線で働く免疫」というイメージで捉えるほうがよく，獲得免疫と対照的に捉えるのではなく，むしろ類似性がある．
> - 自然免疫では，ある程度特異的に病原体（細胞傷害因子）を認識している．
> - その病原特異的な受容体をパターン認識受容体という．
> - パターン認識受容体が，病原体を認識しないのに，不適切に活性化してしまうのが狭義の自己炎症性疾患の病態機序．
> - パターン認識受容体のうち，自己炎症性疾患と特に関係が深いのはNOD様受容体．
> - NOD様受容体は，いくつかの重要な蛋白質で複合体をつくりインフラマソームと呼ばれる機能体となる．
> - インフラマソームの重要な役割は，IL-1β変換酵素によって，IL-1β前駆体を切断し活性化IL-1βを産生すること．
> - インフラマソームのうち，NLRP3が一番メジャー．
> - 自己炎症性疾患のうち，こうしたインフラマソームの制御不全が病態となるものはインフラマソモパチー（inflammasomopathy）と呼ぶ場合があり，IL-1β活性化の制御不全をきたす病態とまとめられる．
> - 例えば，FMFの責任遺伝子である*MEFV*遺伝子の転写産物"pyrin"という蛋白は，NLRP3インフラマソームの構成蛋白に干渉して，インフラマソームの活性を負に制御している（活性化しすぎないように調節している）．
> - FMFはこのpyrinをコードする遺伝子の変異で発症する：インフラマソームを負の方向へ制御している蛋白が抑制されるために，「抑えがきかなくなって」熱が出てしまう．

「発熱カレンダー」を つくろう

発熱カレンダーをつける

　不明熱の診療の際，一般に「熱型をみろ」とはよくいわれるスローガンである．ただし熱型の記載の仕方のガイドラインがあるわけではない．筆者がよくみかけるのは，数日あるいは1～2週程度の体温計測値をつけてもらい，そのトレンドをみるものであり，数日スパンでの熱の推移や日較差（1日のなかの体温の変化）を確認することを意図してのことが多い．しかし，周期性発熱疾患を念頭に置くときはこの分析法ではやや不適切である．何週～何か月に1回であるのか，1回あたり何日くらい続くのか，といったことの確認が重要となってくるためである．そこで，❶に示すようにカレンダーに"有熱日"をプロットしていくとよい．これを筆者は**「発熱カレンダーをつける」**と呼んでおり，込み入った病歴の症例において実践している．

つくり方の実際

　実は上記のようなカレンダーは，web上で無料でダウンロードできる．《カレンダー　無料》とでも検索ワードを入れれば，カレンダーを入手できるさまざまなサイトにアクセスできるだろう（❷）．
　私は，PDFファイルとしてダウンロードできる下記のサイトの年間カレンダーを愛用している．柄がシンプルで広告もなく，サイト内のカレンダーすべて無料となっている．また，過去の年のカレンダーも入手できる．紹介

「発熱カレンダー」をつくろう

❶ 発熱カレンダーの例

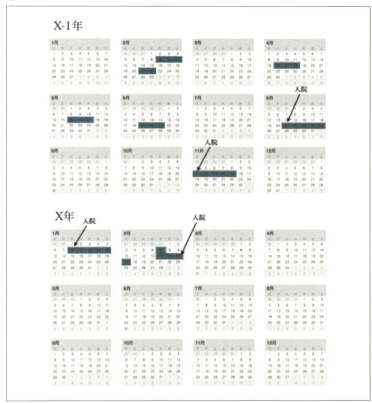

❷ 検索エンジンから無料カレンダーを手にいれる

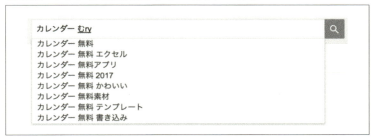

にあたり URL のリンクも許諾不要とのこと．このサイト以外にもたくさんあるので，いろいろ見てみるのも手である．

パソコンカレンダーサイト　http://www.pasokoncalendar.com

　自己炎症性疾患に伴う周期性発熱は，"年余"どころか例えば5年前からの熱エピソードの反復という病歴でくることがあるため，このようなカレンダーづくりが臨床経過の全貌把握に勧められる．5年前とまでいかなくても，「2，3年前から…」などという病歴はよくあることだし，1年以内くらいの反復する発熱であっても経過の輪郭をつかむのに非常に有用である．
　白紙のカレンダーを手に入れたら，患者から病歴聴取を行い熱が出た日に印をつけていく．その際，採血データがあればCRP値を記入するとよい．余裕があれば随伴症状などの情報も有用である．

　最初に確認しなかったが，有熱日に印をつけるというのは，その日の最高体温でよい．よく「解熱剤を使用しているので熱型があてにならない」といったようなことを患者あるいは医師からも聞かれる．私見になるが，解熱剤はそんなにパーフェクトだろうか？　熱が盛んに出るときは解熱剤を使用しようと高熱は出る，といったことを経験しないだろうか？　解熱剤の使用は大丈夫だが，抗菌薬とステロイドの使用については詳細を聴取して記載すべきである．月経やストレス因など，各患者個別の発熱のトリガーがある場合はそれも把握して記載しておくとよい．
　ここで注意したいのが，患者の言う「熱がある日」を額面通りに受け取ると，「37.1℃でもだるくてつらかった」という日を有意な有熱日としてカウントしてしまいかねないという点である．これがなぜだめかというと，有熱期間・発熱日数が重要であるのに，それが曖昧になってしまうためである．私は38.0℃以上の熱がある日をカウントするようにしている．もちろん，37.8℃でも深刻な炎症反応を伴いその患者にとってつらい熱エピソードであ

「発熱カレンダー」をつくろう

❸ 発熱カレンダーのルールを決めよう

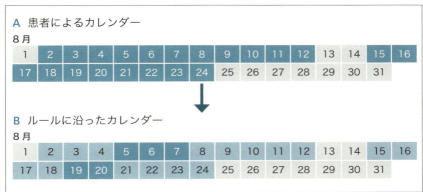

ることもある，というのは理解している．しかし，思い切って"情報のノイズ"をカットしてみる勇気も時に必要である．

❸で A と B のパターンを見比べて欲しい．これはとある患者の某年8月の発熱カレンダーである．実際には他の月もつけていて，過去半年くらいを振り返っている外来診療場面を想像して欲しい．この患者は面談のなかで，

"8月はずっとつらかったと思います．8月2日頃からずっと熱があって5〜7日は38℃超えてました．その後もずっと熱ありました．いつも高熱が出た後すぐ解熱せずに4，5日間は熱が続くんですよ．これまでも月に2回くらいは38℃出ますがこの半年くらいずっとこんな調子なんですよね．胸の痛みですか？ なんだかそれもずっと痛い気がします．記録してあるので見てみてください．"

と述べた．この患者は神経質なところがあるためか，比較的頻繁に体温計測を行っていて自身でその日付・時刻と体温を記載していた．よって熱の有無と計測値に関しては正確であるといえる．ただし，この患者の記録では

「熱のある日」についてはちょうど❸Aのような記録のされ方になっていた．"8月はほとんど，熱があった"というのだから，カレンダーの記録としては❸Aのように有熱日の色がたくさんマークされることになる．胸痛に関しては"熱のときに大体あるはずだ"と患者は述べている．これは患者の主観的な自己評価，いわゆる「病悩」としては正しい．この患者では，❸Aのような比較的いつも体調が悪いことをどの病院に行っても診断されないままとなっていた．患者自身が家族性地中海熱（FMF）ではないかととある病院の医師に申し出たが「こんなに**連日**熱が出ているのはFMFではない」と言われ否定されたという．

ここでたった1つのルールで発熱カレンダー（❸A）を書き換えてみる．それは，「38.0℃以上となった日を■色，"熱があった"としたけれども38.0℃未満だった日を■でマークする」である．すると❸Bのようになった．たったこれだけで驚くことが明るみになった．それは，**38℃を超えたのは実は3日間だけで，それは2週おきに起きている**ということである（ほかの月の記録も参照して確認した）．さらに驚かされたのは，患者が記録していた胸痛はこの高熱をきたした3日間のうちに生じていた．❸Bの発熱カレンダーをもとに患者と一緒に再度確認しあってみたところ，確かに■色の日の熱は強くて耐え難く，ほかの「熱がある」と言っていた日（■の日）はダルかったが強い症状ではなかったと振り返りながらコメントを修正したのである．胸痛に関しても自分で記載したメモの通りで，この■色の期間に生じていたそうである．

このように書き換えられることを重ねていってできあがっていくカレンダーは，それを眺めることで，長い経過を加味した臨床像の全体をつかむために一役買うはずである．またここではFMFを例にしたが，次項ではこうした周期性発熱を拾い出すことだけにとどまらず，発熱カレンダーがもっと発展的に応用される潜在性について述べる．

発熱カレンダーの経過の把握以外の効能

　患者とともに徐々につくられていくまさに"お手製"のカレンダーは，単に発熱パターンを知る以外のことにも役に立つ．例えば，患者の記憶を整理できる．臨床医ならば必ずもちあわせている感覚だと思うが，前項でも述べたように患者の記憶は本当に曖昧である．このように医師側から患者の病状に関心をもち，一見些細なことも把握しようとする意思を患者に行動で示すことで，もっと協力して正確に伝えなきゃという心理機制が患者側に働くのだろう．そのとき（最初）は曖昧で情報不足で終わっても，次回以降の受診日までに患者自身がいろいろな方法を総動員してくれて，正しい情報の追加・修正ができることがよくある．おそらく，手帳を見直す，親や友人に聞く，メールやLINEのやりとりの日付から類推する，学校や職場関連の出来事から前後関係を確認する，などといったことから整理されるのだと思う．こうして双方向性の関係が生まれていき，不明熱という難題に共に取り組むに相応しい構図が生まれる．話や傾聴が苦手な医師にとっても，このような一種のワークシートを元に会話すれば話のネタは膨らむであろう．

　また実際に診療していく場合に，医師の診断やフォローに用いるだけでなく，患者にとって自己の記録にもなるため自身での体調管理に役立ち，結果として認知行動療法的な役割を果たしうる．カレンダーを作ることで，どんなときに体調が悪くなり，どんなときに体調がよくなるのか，文字通り「色分け」できるのである．❸でAからBへ色が塗り変わったのは，虚偽だったわけでも医師が診察し直して恣意的に訂正したわけでもない．発熱カレンダーのおかげで患者自身が認識を改め，見つめ直した結果，**自分の症状（この場合は，熱）の質と量が差別化**されたのである．

　患者は，記憶の問題でなく，自分の体調のことを精確に把握できていないことが多い．それは問題が解決されないまま経過が長期化したり，問題自体が困難だったりすればするほどそうである．心身医学上の用語になるかもし

れないが,「症状に困った患者」というのは皆, alexithymia-like な傾向がある. alexithymia（アレキシサイミア）の日本語訳は"失感情症"であるが概念上は容易な理解は難しい. あえて簡単に言えば，①自分の感情，自分の体の感覚に気づくことが十分できていない状態，②気持ちを表現することが困難な状態，③自分の内面への気づきが不得手な状態，などのことである. すなわち，感情・感覚への気づきも，感情・感覚を表に伝えることも障害されている状態といってよい. ある理論では，この状態が長い期間高じていけば，人間はどちらかというと==感情のほうを抑圧し身体のほうが表に出るという機制が働く==ものと思われている. 長くなったが，発熱カレンダーのようなもので自分の症状を自身で記録することは，自己を見つめ，自分の熱に関する病態メカニズムの理解を促進でき，診断への納得も得られ，あるいは対症療法の効果も高まる，とよいことづくめであると私は考えている.

　以上,「発熱カレンダー」を作成する目的，やり方などについて述べ，またほぼコストがかからず，手間の少なさの割に効果も高い点についても説明した. もっと具体的な実際上の適用法などにも触れたかったが，一般化が難しいと感じた.「発熱カレンダー」は作成するだけで簡単に診断がわかってしまうようなアイテムではない. ただ，難しめの不明熱に取り組む際に，この程度の努力も惜しむようでは(診断まではできたとしても)解決まではできないと思っている. 本項は,「発熱カレンダー」の運用法の総論を通して，外来で診るちょっと難しい不明熱に取り組むための最低限を示したつもりである.

第5章

外来で遭遇する不明熱

5つの臨床的カテゴリー

病態別・難易度別
Case-based Learning

　本章では外来で不明熱を診療するにあたり外すことのできない病態カテゴリー5つについて解説する．独断と偏見の判断で難易度を決め，その順番とした．

　星5つを最難とし，各々について3つのCaseを例示しながら，時に総説的に，時に仔細に語るように記述した．エビデンスのソース・出処を気になさる読者にはもどかしい記述かもしれないが，多少独りよがりと思っても，その分「思考プロセス」を重視し，そして余すことなく記述したつもりである．文献的な裏づけを重視する読者は，「こういう考え方もある」と捉えていただきたい．また，5つのカテゴリーの後に，必ずしも「外来で」というわけではないが，不明熱全般において"最難"と思われるカテゴリーについて番外編として取り上げた．名づけて，"コンサルトされる不明熱「炎症か腫瘍か，それが問題だ」"である．ここまでくると，読者諸氏の診療に役立てていただくためというより，もはや読み物的になってしまうと思われるが，章末に増補することとした．

　本章全般的に，外来で診る不明熱について完全に網羅できたとは思わない．コアなものを外さないことは心がけた．例外の塊のようなものが不明熱であるから，コアなものの理解が未知の例外事項の対処力を上げるに違いないと信じて本章を仕上げた．

　最後に，Caseに関して言い添える．取り上げたCaseは実際の症例をベースにしているが，プライバシーを保守し個人が特定されない工夫とリアリティの保持という相反することを両立させるために，主旨を変えずに巧みに改変し，個人情報の保守に細心の注意を払っていることをご理解いただきたい．

病態別・難易度別 Case-based Learning

- その1 [難易度 ★★☆☆☆]
  ウイルス感染症 …………………………………………… 64

- その2 [難易度 ★★★☆☆]
  良性の全身性炎症性病態 ………………………………… 80

- その3 [難易度 ★★★☆☆]
  リウマチ性疾患/自己免疫性疾患の例外 ……………… 100

- その4 [難易度 ★★★★☆〜★★★★☆]
  "発熱＋炎症反応上昇"を繰り返すもの ……………… 118

- その5 [難易度 ★★★★★]
  炎症反応が陰性で medical に消耗していない熱 ……… 142

- 番外編 [難易度 ★★★★★]
  コンサルトされる不明熱 ………………………………… 166

その1 ウイルス感染症

難易度 ★★☆☆☆

ウイルス感染症の正診率を上げ，不明熱にしない

　ウイルス感染症は，細菌感染症と違って日常診療レベルでの培養が困難であり，診断は臨床的になされることがほとんどである．すなわち，①病歴，症状，身体所見，一般採血データ等でなす臨床像，②ウイルス特異抗体による血清診断などのウイルス同定検査，を併用して診断される．さらりと言ったがこれらは非常に不確定要素を伴う．①は容易に非典型となるし，②は例えば抗体検査で用いられるIgG抗体，IgM抗体などはそれ自体ウイルスを直接みているのではなく，所詮「影絵」をみているだけである．

　私の考える，ウイルス感染症を診断するための臨床医の心得は「何か特定の必勝法で戦わない」というものである．推論の段階で拠り所が少ないと間違えるのがウイルス感染症である．ウイルス感染症を**精度よく疑う**には拠り所が多ければ多いほどよい．逆に言えば，かなりの総合判断になるので苦しくはある．少ない，有力な根拠で診断するのが心地よいとするタイプの医師にとっては，ウイルス感染症の診断は厄介に思うかもしれない．ウイルス感染症は，決め手にならない根拠をたくさん集めて診断するものだからである．

➡目標
　主なウイルスの急性感染の病像を熟知し，少々の非典型例でも他疾患を鑑別し特異的に推論する．

➡このカテゴリーで想定される疾患・病態群
・Epstein-Barrウイルス(EBV)初感染(に伴う伝染性単核球症)
・サイトメガロウイルス(CMV)初感染(に伴う伝染性単核球症様症候群)
・HIV初感染(急性HIV感染症)
・ヒトパルボウイルスB19感染症

その1 ウイルス感染症

Case 1 | 37歳男性 発熱と頸部リンパ節腫脹

History

2月14日より全身倦怠感，寒気を自覚．ドラッグストアのかぜ薬で様子をみても改善せず，発熱と頸部痛も出てきたので2月20日初診．

身体所見

倦怠感著明，頸部は両側の側頸部（右優位）に縦長に数珠状に連なる親指の爪大のサイズのリンパ節を触知し，いずれも有痛性，皮疹や関節腫脹なし，肝脾腫なく脾臓の圧痛もなし．その他特記すべき異常なし．

採血データ

初診時の採血データを示す（❶）．

初診時アセスメント＆プラン

若年者が熱を伴い，身体診察上，頸部リンパ節炎を疑う所見を認め，菊池

❶ 2月20日初診時の採血データ

検査項目	数値		検査項目	数値	
AST	73 U/L	H	血液像（%）		
ALT	50 U/L	H	SEG	45%	
LDH	400 U/L	H	BAND	4%	
ALP	279 U/L		LYMPH	34%	
γGTP	107 U/L	H	MONO	6%	
CRP	2.73 mg/dL	H	EOSINO	0%	
WBC	2.45×10³/μL	L	BASO	0%	
Hb	15.9 g/dL		ATY-LY	11%	H
Plt	10.2×10⁴/μL	L			

❷ 採血データの推移

検査項目	2/20		2/26		3/5	
AST	73 U/L	H	449 U/L	H	276 U/L	H
ALT	50 U/L	H	547 U/L	H	545 U/L	H
LDH	400 U/L	H	751 U/L	H	668 U/L	H
ALP	279 U/L		1261 U/L	H	1747 U/L	H
γGTP	107 U/L	H	540 U/L	H	578 U/L	H
CRP	2.73 mg/dL	H	1.44 mg/dL	H	0.32 mg/dL	H
WBC	$2.45\times10^3/\mu L$	L	$5.43\times10^3/\mu L$		$12.10\times10^3/\mu L$	H
Hb	15.9 g/dL		15.3 g/dL		14.5 g/dL	
Plt	$10.2\times10^4/\mu L$	L	$19.0\times10^4/\mu L$		$20.5\times10^4/\mu L$	
血液像(%)						
SEG	45 %		22 %	L	15 %	L
BAND	4 %		2 %		0 %	
LYMPH	34 %		67 %	H	79 %	H
MONO	6 %		7 %		4 %	
EOSINO	0 %		0 %		0 %	
BASO	0 %		0 %		0 %	
ATY-LY	11 %	H	2 %	H	2 %	H

病を疑う経過である．EBV による伝染性単核球症にしては年齢がやや上である．白血球の減少，リンパ節炎の炎症の強さ(炎症を起こしているリンパ節の総体積)に応じた LDH や CRP 上昇は菊池病でよくみかける．肝障害は薬剤性と考えた．菊池病で末梢血に異型リンパ球が出現することは common である．そこでまず経過観察とし，対症薬としてアセトアミノフェン 1.5g/日を処方．1 週間後の再診を指示した．

その後の経過と診断のための思考プロセス

2 月 26 日再診．まったく改善せず．熱も倦怠感も続く．採血データを示す(❷)．この時点でハッとした．ここでどう考えるだろうか？ アセトアミノフェンの肝障害だろうか？ 中止して，菊池病として経過観察する，だろうか？ ここは別の鑑別として，EBV による伝染性単核球症，あるいは CMV 初感

染に伴う伝染性単核球症様症候群を疑うとよいと思う．この，リンパ球増多が進んでいる所見がその理由であり，またこの2病態では肝炎が全身症状に遅れて発症し，しかもデータが急峻に増悪するというパターンをとることが多いからである．また振り返れば初診時の異型リンパ球のパーセンテージは菊池病にしては高い．菊池病では，述べたように異型リンパ球の出現頻度自体は高いが，普通1〜2%といったようにパーセンテージは低い．ちなみに菊池病では肝炎は呈さない．EBNA抗体，EBV-VCA IgM抗体，CMV IgM抗体を提出した．また血球貪食症候群の予見のためフェリチンを提出した．

検査結果と最終アセスメント

　抗体の結果の前に3月5日の採血データ(❷)をあわせて時系列にみていただきたい．引き続きリンパ球増多が目立ち，それはトータルの白血球数をかなり釣り上げている．これはCMVよりもEBV初感染のほうをより疑う所見である．CMVの場合，白血球数は1万を超すほどには上昇しないことのほうが多い．抗体結果は，【ENBA抗体：陰性，EBV-VCA IgM抗体：陽性，CMV IgM抗体：陰性】であった．

Case 1　最終診断　EBV初感染に伴う伝染性単核球症

❗ Points!

- EBV初感染に伴う伝染性単核球症では，菊池病にそっくりな頸部リンパ節腫脹をきたすことがある．
- EBV初感染に伴う伝染性単核球症では，リンパ球増多を反映して総白血球数が引き上げられ正常値より高くなることが多いが，他のウイルスにこの特徴はあまりない．
- EBV初感染に伴う伝染性単核球症では，発熱・倦怠感などの非特異的全身症状が，肝炎が活動性となる時期に先行しうる．

Case 2 37歳男性 発熱, 下痢, 皮疹と頸部リンパ節腫脹

History

6月17日より39℃の発熱と水様下痢があったので市販薬で様子をみたが改善せず．21日頃から体幹と下肢に淡い紅斑が出現していたという．22日クリニックを受診したところ咽頭発赤などありかぜとされ，対症薬としてアセトアミノフェンを処方された．その後一時改善を得るも再燃．27日に再診したが状況は変わらず，22日に実施された血液検査の結果でも診断に至るような結果はなく，EBVやCMVの抗体検査も実施され既感染パターンだった．発熱の理由わからず，翌日当院へ紹介受診となった．

身体所見

倦怠感著明，頸部は両側頸部（右優位）に1～2cm程度の小リンパ節を数個触知し一部は軽度圧痛を認める．口腔内は軟口蓋・咽頭後壁に小白苔の付着が少数．舌は全体に白色苔あり，体幹・下肢に小さな紅斑が散在，腹部・胸部診察で異常なし．その他特記すべき異常なし．

採血データ

採血データを示す（❸）．

アセスメント＆プラン

2週近い経過で発熱・倦怠感が遷延している若年男性．断続的に下痢や皮疹も随伴している．身体診察で頸部リンパ節腫脹を伴い，ウイルス感染の存在は十分疑える．伝染性単核球症のような有意な肝炎を呈していない．菊池病にしては頸部の所見がリンパ節炎を呈しているとは言い難く，また菊池病は下痢を呈する病態ではない．CMV初感染は十分可能性はあるが，皮疹の

その1 ウイルス感染症

❸ 採血データ

検査項目	数値		検査項目	数値	
TP	7.0 g/dL		WBC	$3.64\times10^3/\mu L$	
Alb	4.1 g/dL		RBC	$5.46\times10^6/\mu L$	
T-bil	0.3 mg/dL		Hb	13.0 g/dL	L
AST(GOT)	36 U/L		Ht	40.2%	
ALT(GPT)	**58 U/L**	H	MCV	73.6 fL	L
LDH	183 U/L		MCH	23.8 pg	L
ALP	234 U/L		Plt	$11.7\times10^4/\mu L$	L
γGTP	**192 U/L**	H	血液像(%)		
BUN	10.1 mg/dL		**SEG**	**85 %**	**H**
Cr	0.87 mg/dL		BAND	3 %	
Na	136 mmol/L	L	LYMPH	9 %	L
K	3.9 mmol/L		MONO	0 %	
血糖	**112 mg/dL**	H	EOSINO	0 %	
A1C	5.5 %		BASO	0 %	
CRP	**0.35 mg/dL**	H	ATY-LY	0 %	
			BLAST	0 %	

存在が典型でない．薬疹は否定できないが，近医実施の抗体検査結果は信じられるだろうからここではCMVは否定的とみる．若年男性の遷延するflu-like illnessで，非特異的な皮疹などを伴うなどしてほかのウイルス感染に容易にあてはめにくい場合はHIVの急性感染も考慮に入れる．肝炎が前面に出ていれば，B型肝炎なども鑑別に挙がり，考慮すべきウイルス種はもっとワイドになる（HIVの急性感染でも肝炎は呈しうる）．しかし述べたように，採血データが「肝炎」とは言い難いくらいmildであるときはCMV初感染を疑う（が，今回血清検査でCMVは否定されている）．メインのプランとしては，HIVを念頭に性交渉歴などの詳しい問診をやり直すということになるだろう．ちなみにこの症例では，初診時にはsexualityについて問診されていたが患者は「特別なものはない」と回答していた．性交渉歴で有意なものがなくても，患者に十分同意をとってHIVやB型肝炎，梅毒などのスクリーニング検査を実施したいところである．

問診結果

既婚で子供もいるが，MSM（men who have sex with men）であった．不特定多数の男性との性交渉歴があり，発熱開始の約10日前にunprotected sexを男性としていたという．最初にここまで明言できなかったのは，「言いにくかった」と．この患者によれば，自分の仲間内では，自分がMSMかどうかを公言する人もいれば決してしない人もいるという．「訊かれれば答える」という人も多いとのことだった．

検査結果と最終アセスメント＆プラン

血清学的検査の結果は，【HIVスクリーニング：陽性，HBs抗原：陰性，RPR定性：陰性，TPHA定性：陰性】であった．この時点でHIV専門医への受診を勧めていくという方針で通常は問題ないが，次に確定のための検査をせねばならない．一つはウェスタンブロット法によるもの，もう一つはウイルスRNAの定量検査である．

一般にほかには，症候に応じてAIDS指標疾患を始めとする合併症の有無の評価（例えば，淡いすりガラス陰影のニューモシスチス肺炎を評価するためのCT検査や，肛門病変の有無などの評価），入院を考慮する場合には排菌のある結核症がないかどうか（喀痰検査），CD4陽性リンパ球数カウントの測定，理想的には陽性者のカウンセリングやソーシャルワーカーの介入を行っていくことになる．立場により諸説あると思うが，ボトムラインとしては，①HIVスクリーニング陽性が必ずしも感染の確定を意味しないことを説明すること，②専門医・専門機関に必ずかかりよく話を聞くようにと指導すること，あたりを考えている．次のプランを冷静かつ確実に患者に示すということが大事である．

この患者は，確定検査の提出までは総合内科外来で行ったが，HIV専門医と連携しながら上記のプランが順次行われていった．【血漿中HIV-RNA濃度：3,000,000 copy/mL，CD4数：125/μL】という結果を得た．これはRNA量が著増しており，さらに臨床的にはviral syndromeを伴っているこ

とから HIV 急性感染が疑われるものである．

Case 2　最終診断　急性 HIV 感染症

! Points!

- 遷延するすべての"viral syndrome"に HIV の関与を一度は疑うべきだが，日常診療では忘れがちであるため，より日常的な EBV・CMV などのウイルス初感染に伴う症候群の臨床像を一例一例しっかり観察して診療することが大切である．
- HIV 感染に伴う皮疹は，薬疹，他ウイルス感染に随伴するもの，共存した梅毒によるもの，などさまざまな要因がありうるが，捉えどころのないこと自体を特徴としておくとよい（麻疹，風疹，デング熱のような確立された特徴はない）．
- HIV の急性感染では，単核球症様なものだけでなく，血球貪食症候群や脳炎・無菌性髄膜炎という臨床表現をすることもあるので種々の状況で想定しておく．

Case 3　37歳男性　10日間続く発熱と関節痛

History

6月10日より倦怠感と両下肢の違和感．11日より39℃の発熱が始まった．13日に病院を受診し，血液検査を行った．大きな異常がなかったので経過観察の方針となった．その後悪化傾向はなく，高熱開始から5日を経過したあたりから解熱傾向となってきたが，同時に関節痛がみられ始めた．37℃台の熱，関節痛などが10日経っても治らないため20日に紹介初診．紹介状の記載では，リンパ節腫脹も皮疹も認めなかったという．

❹ 左上腕の紅斑

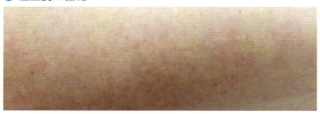

❺ 6月13日の採血データ

検査項目	数値		検査項目	数値	
T-bil	0.6 mg/dL		血糖	92 mg/dL	
AST(GOT)	23 U/L		**CRP**	**1.05 mg/dL**	**H**
ALT(GPT)	19 U/L		WBC	$3.22×10^3/\mu L$	L
LDH	**231 U/L**	**H**	RBC	$4.68×10^6/\mu L$	
ALP	226 U/L		Hb	14.4 g/dL	
γGTP	16 U/L		Ht	41.0 %	
CK	173 U/L		MCV	87.6 fL	
BUN	18.6 mg/dL		MCH	30.8 pg	
Cr	0.98 mg/dL		MCHC	35.1 g/dL	
Na	141 mmol/L		Plt	$12.7×10^4/\mu L$	L
K	4.2 mmol/L				

身体所見

倦怠感あり，表在リンパ節を触知しない，体幹・四肢にごく淡いレース状の紅斑が纏うように広がっている(❹)．関節は腫脹ないが手関節と膝には軽度の圧痛あり，肝脾腫なく脾臓の圧痛もなし．その他特記すべき異常なし．

採血データ

6月13日(❺)，6月20日(❻)の採血データを示す．

❻ 6月20日の採血データ

検査項目	数値		検査項目	数値	
Alb	4.4 g/dL		Ht	39.6 %	L
T-bil	0.6 mg/dL		MCV	86.1 fL	
AST(GOT)	25 U/L		MCH	30.0 pg	
ALT(GPT)	21 U/L		MCHC	34.8 g/dL	
LDH	**360 U/L**	**H**	Plt	$14.9 \times 10^4/\mu L$	L
ALP	233 U/L		血液像(%)		
γGTP	17 U/L		SEG	46 %	
CK	141 U/L		BAND	3 %	
BUN	14.1 mg/dL		LYMPH	30 %	
Cr	0.81 mg/dL		MONO	4 %	
Cl	102 mmol/L		EOSINO	2 %	
Na	141 mmol/L		BASO	0 %	
K	4.5 mmol/L		**ATY-LY**	**15 %**	**H**
Ca	9.0 mg/dL		ATY-CELL	0 %	
CRP	**0.51 mg/dL**	**H**	BLAST	0 %	
WBC	$5.54 \times 10^3/\mu L$		COUNTS	100 %	
RBC	$4.60 \times 10^6/\mu L$		網赤血球数	0.1 %	
Hb	13.8 g/dL				

問診の追加情報

性交渉歴は妻とのみ，海外渡航歴なし，ペット・動物との接触なし，3歳の児は保育園に通院中で「溶連菌」が流行しているとのこと．

アセスメント&プラン

若年者の症状遷延である．便宜上，病歴記載とアセスメントを分けてはいるが，病歴聴取・身体診察というのはアセスメントをしながら行うものである．臨床経過をみると，当初ほぼ発熱のみといってよい非特異的な熱性の経過できて，それが入れ替わるように関節症状を生じている．これはパルボウイルス感染症を疑う経過である．❼に成人パルボウイルス感染症の典型的な経過を示す．

❼ 成人パルボウイルス感染症の典型的な経過

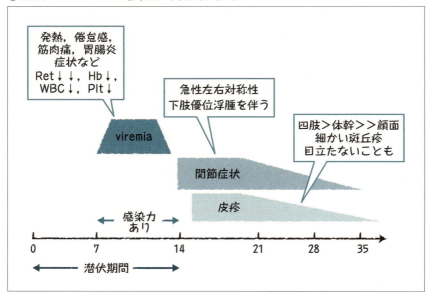

パルボウイルス感染症では血液検査ではどちらかというと血球減少をきたすことが多いということは記憶に値する．白血球，血小板だけでなく，ヘモグロビンが抑制されることがある．溶血性貧血などの素因がある者に感染症が成立すると「aplastic crisis」となってヘモグロビンが著減する貧血発作を生ずることがあり，これはほかのウイルスにはない特徴である．

また，成人の場合の特徴としてリウマチ症状をきたしうる．下肢の罹患が多く，膝や足，また手や指の関節痛もみられる．下肢は浮腫を伴うこともある．リウマチや全身性エリテマトーデス（SLE）に似るだけでなく，実際にリウマチ因子や抗核抗体が一過性に陽性になることがあり，この場合は臨床経過を慎重に追う必要がある．一過性なのかもともとなのかは，追ってみないとわからない．小児との違いについては❽に簡潔にまとめた．

❽ パルボウイルス感染症—小児と成人

	小児	成人
発疹	● 顔はわりと明瞭："りんご病" ● 四肢の皮疹に親が気づく	● 淡い・目立たない ● 四肢や体幹が多い
全身症状	● 軽い・発熱のみ	● 重い・関節症状 ● リウマチやSLEと似ることも
問診のコツ	● 顔・四肢の発疹から始まる ● 四肢の発疹が主訴多い ● 周囲での流行	● 子供との接触歴 ● 2週目に下肢の関節炎
診断	● 流行状況と症状	● 症状とIgM抗体

　本例では以上の点からパルボウイルス感染症も念頭に置くことが，病歴聴取の時点で望まれるであろう．児との接触歴もあり，保育園の通園歴もある．「溶連菌」の流行とあるが，臨床医がこれをそのまま真に受けることは許されない．「熱性の疾患が流行っているようだ」と広く捉えるべきである．パルボウイルスかもしれないと思うことで，前医や患者自身ですらあると認識しなかったレース状の薄い紅斑に気づくことができるのである．なかには，手足や腹部にある紅斑を医師側が指し示して「紅斑がありますよね」と問いかけても「よくわからないです」という回答をする患者もいる．本例でもそうだった．実は，これくらい薄い紅斑であることも多い．

　特別賢明でなくても，本例で風疹や麻疹はどうかという考えに及ぶに違いない．風疹では，顔面の紅斑とリンパ節腫脹の存在が非常に高頻度にみられるため，本例は少し風疹の典型像とあわない．ただしほかは一致点が多く，また限りなく不顕性に近い風疹感染もあるので，否定されるまで風疹に準ずるというのも悪い方針ではない．麻疹では，顔面の紅斑がない点や症候の軽快が早い点などがあわない．皮疹もどちらかといえば重症で紅潮の強い，初期には一個一個がドットのような境界がはっきりした一部隆起性の紅斑となったり，経過中にそれらが癒合し全体としてひどい紅斑が拡張していくような像をとったりする．また麻疹ではリンパ球はむしろ抑制され減少するこ

とが多く，異型リンパ球の動員も通常ない．一方，パルボウイルスや風疹感染症では異型リンパ球の出現は非常に common である．

　さて，では EBV や CMV の初感染との違いはどうだろうか．まず，EBVによる単核球症としてあわないのは，強い肝炎・頸部リンパ節症を呈していないこと，総白血球数が上昇に転じていないことが挙げられる．全体として穏やかすぎる印象がある．EBV の関与は否定的であるとみる．この診療を共に行った初期研修医は「15％」もの異型リンパ球の出現から伝染性単核球症を鑑別の筆頭に挙げていたが，病像はかなり違う．CMV に関しては「mildな伝染性単核球症」と覚えてもよく，本来は本例で疑ってもよい経過である．ただし実際には，それにしても肝炎所見に乏しく，網状紅斑も CMV に特徴的でない．本例は EBV 単核球症らしくないのだから，単核球症様ともいうべき CMV 初感染に関しても，らしいとは言い難い．諸説あると思うが，私は本例の経過は CMV 感染症を疑う経過ではないと感じた．この印象は近医施行の抗体検査と合致している．

　HIV に関しては，非特異的・例外的，を特徴とするので本例の臨床所見でもありうるかもしれないが，軽快する時間経過がいささか早すぎるように感じた．

　以上より，本例はパルボウイルス感染症が most likely と考えた．この場合，IgM 抗体が診断に有用だが，保険適用外（適応は妊婦のみ）である．最低限の検査プランとして，私なら補体(C3, C4, CH50)，抗核抗体を提出したい．ほかは，状況に応じて各種ウイルス抗体検査を出すのはよいと思う．ただし麻疹ウイルス IgM 抗体は特異性がやや低いため，いわゆる抗体検査「一式」を出してしまうと例えばパルボウイルス感染であっても麻疹 IgM 抗体の偽陽性が出現する．麻疹はその極めて強い感染・伝播力からどちらかというと overdiagnosis されるべきとは思うが，ある程度は思慮深くやらないと現場あるいは患者が混乱するだろう．麻疹を疑うなら，感染症医や保健所と連携し，PCR 法などと併用するなどして対応する必要がある．保健所は流行状況の最新情報をくれたり，咽頭粘膜などのぬぐい液を検体としたPCR 検査を実施してくれたりする．

検査結果とその後の経過

血清学的検査の結果は,【C3:72.0 mg/dL(65.0〜135.0),C4:10.2 mg/dL(13.0〜35.0),CH50 10 U/mL(30〜45),抗核抗体:陰性,HIVスクリーニング:陰性】であった.病像とあわせ限りなくパルボウイルス感染症が疑わしいし体調も悪化なく経過していたが,(詳細は語れないが)感染管理上ほかのウイルスだったらどうするのだとの突っ込みがなされた.読者諸氏ならばこのケースがパルボウイルス感染症である蓋然性について一定の理解をいただけるとは思うが,世の中には可能性を定量できない・しない立場の人もおられるのである.私個人は感染管理といっておきながら検査料は患者負担になることに納得いかなかったが,患者に同意を得て紹介時の残っていた血清を利用し IgM 抗体を自費にて提出することになった.その結果,【パルボウイルス B19 IgM 抗体:18.74(正常:0.8 未満)】と判明し,臨床および血清学的検査からパルボウイルス感染症が確定された.この症例を経験した後,地域・近郊で同ウイルスの診断が相次ぎ,流行が確認されるようになった.

本例では補体低値を示したものの,抗核抗体陰性のため SLE である可能性は低いと考えられるが,長期経過を追う必要は本当はあるのかもしれない.しかし現時点ではそれを行うべきとのエビデンスは乏しい(というか知る限り,ない).患者ごとに定量し考慮していくのが望ましいと考える.

Case 3 最終診断 ヒトパルボウイルス B19 感染症

> **! Points!**
> - 成人パルボウイルス感染症の皮疹は淡くて，本人も医師も気づかないことがあるが，「そうかも」と思って診察するとみえることがある．
> - 特異 IgM 抗体が診断の補助となるが，臨床診断が大事である．
> - 成人パルボウイルス感染症だけ学習しようとしてもだめで，他ウイルスの特徴との差異を詳細に検討し，総合判断しながら捉えていくのが肝要である．

まとめ

　古典的不明熱の定義を満たすような"本当の"不明熱は，むしろこのカテゴリーにあるようなウイルス感染を除外することが前提になることが多い．実際，Case1 ～ 3 は，あまり「不明熱」とは言い難い．しかし実臨床では，こうした比較的 common な viral syndrome との対峙が日常的であり，メインとなる．総合病院の一般内科外来で診療していると，特にその傾向がある．もし本邦の発熱診療をボトムアップするならば，各種ウイルス感染症を確実にかつ特異的に臨床診断できる医師が増えればよいのではと思っている．そのようなことができるためには，「臨床判断」や「総合診断」という機会やそのスキルを上げていく必要があると考える．ウイルス感染の診断をするということは，単にウイルスの種別を精度よく推定したり患者に診断名が告げられたりするだけでなく，未来に出会うかもしれない不明熱の一種のトレーニングにもなる．当然，ウイルス感染を不明熱にさせない確率も上がるであろう．よって，本書における当項（カテゴリー"その 1"）の立ち位置はそれなりに重要であると思っている．

　また，今回 Case1 ～ 3 は結論がクリアなものを例示した（奇しくも 3 例とも同じ年齢！）が，ウイルス感染症では共感染という condition は十分生じうる．

しかし，まずは基本や原則が大事であり共感染への考察は一種の応用編となる．難しいウイルス感染症というのはやはり非典型的なものになるが，非常に強い非典型性をもったウイルス感染症は，それらをカバーし尽くして日常的に備えておくというのは現実的でない．「いつもと違う」という嗅覚をもてるかどうかにかかっているだろう．

　冒頭でも述べたように，ウイルス感染症の推論・診断というのは生検や培養，画像検査などに基づかないから，「臨床像(clinical picture)」といって，まさに**絵**のような感覚で捉えることが大事だと思っている．しかし，臨床医学を普通「絵」などでは捉えられないことが多いから，全体的な経過や病像を捉えたり重視したりする風潮があまり臨床現場にない．たくさんの検査を行い，詳細に分析し「部分の総和」がすべてを解決するはずだという雰囲気がまだ根強くある．近年「ゲシュタルト診断」というような呼び方が広まりつつあるように思うが，何か少数の有力な情報を探し出して診断するやり方でなく，些細でひょっとしたら有用でないかもしれないような多くの情報を総合する（時にノイズのような情報を捨てる）ことで推論するというのが，ウイルス感染症の臨床ひいては不明熱診療を向上するコツであると思っている．

その2 良性の全身性炎症性病態

難易度 ★★⯪☆☆

疾患なのか？ 反応なのか？
典型例の熟知が重要 ―広義の反応性病態

　一般に熱を診るとき，それが局所の問題なのか全身の問題なのかに考えを馳せることは非常に重要である．例えば，急性の一側の足部の軟部組織の疼痛を伴う熱感・腫脹をみたとき，実際には病歴聴取や種々の診察や検査で検討することにはなるが，それは局所の感染症の可能性が高い．足趾に白癬症があったりすればここを entry とした軟部組織感染症（蜂窩織炎）がより疑わしい．一方，もしこのような病変がほぼ同時期に対側にもあったらどうだろうか．しかも同一下肢内で focal に多発していたりしたらどうだろうか．これは，局所病変とはいえない状況である．こんな同時期に，解剖学的に遠隔に，両側にまたがるのは偶然にしてはできすぎているというセンスをもちたい．この場合，まずは全身疾患を疑って対処すべきである．下腿の有痛性病変が両側にまたがって急性に同時に出現するということがありうる全身の問題を探すべきである．

　熱性あるいは炎症性の condition をみているとき，局所所見が際立っていれば熱・炎症のフォーカスは特定しやすい．**そこ**が熱源だろう．一方，それがない場合には，熱源や病名の特定には一定の困難を伴う．しかし，熱源の所在もわからず，ましてや病名もわからなくても，病態や症候（群）なら捉えることはできるものである．私はよく自分の科の後期研修医たちに対し，「病名はわからなくても病態の質と量はわかる．病態の質と量がわかれば治療ができる」と口を酸っぱくして教えている．病態や症候群というのは，丹念に評価し整理すれば特色・特徴がみえてくるものである．ここが取っかかりになる．

　このカテゴリーでは，実臨床でジレンマとなりがちな，「病気なのか？単なる反応なのか？」ということを通底するテーマとして考えていきたい．

「単なる炎症反応以上，(病名単位で定まる)病気未満」という病態は，大学の講義や教科書で扱われにくい．大学では疾患分野・病名ごとの単元学習が普通だからである．こうしたある種の臨床ならではの"すき間"が不明熱の種になる．本項は，どんな炎症病態も一例一例みていく医師にとってはつまらないカテゴリーかもしれない．感染症や悪性腫瘍ではない，良性の炎症病態を精確に評価して対処し切るという習慣が，難しい不明熱に出会ったときの底力になるはずである．

➡目標
大学で習うことがあまりなく，教わることの少ない良性の炎症性病態についてその病像を熟知し，除外すべき疾患を rule out するだけでなく，特異的に推論し rule in できるようにする．

➡このカテゴリーで想定される疾患・病態群
・結節性紅斑
・薬疹／薬剤熱あるいは薬剤性過敏症症候群(DIHS)
・血球貪食性リンパ組織球症(血球貪食症候群)
・肉芽腫性肝炎
・亜急性甲状腺炎
・菊池病(組織球性壊死性リンパ節炎)

Case 4 | 26歳女性 最初は発熱のみだった

History

　生来健康の若年女性．6月に入った頃から発熱が出現し，以後断続的に続いていた．3週を過ぎても変わらず，病院にかかろうと思い近くの小さな病院に6月25日に受診．血液検査でCRP 1.4mg/dLとなっていた以外は異常を認めず，診断の手がかりはなかった．アセトアミノフェンを処方され，経過観察を指示された．しかし28日から両膝痛が出現．29日からはさらに足関節・足趾・踵部・足底の痛みが始まって，歩行に支障が出るほどになった．7月9日に再診したところ両側の手足に皮疹が確認された（自分ではあまり気づかなかったという）．関節痛も増悪し，血液検査の増悪（CRP 19.8mg/dL，AST 59 U/L，ALT 150 U/L，ALP 727 U/L，γGTP 139 U/L，白血球数 12,000/μL）がみられた．この日，頸部～腹部骨盤部の造影CTが実施されているが熱源は不明だった．この1か月以上続く発熱と，関節痛・皮疹の精査目的に7月10日当院当科に紹介され，歩行困難なためそのまま入院となった．なお，入院時の血液データは前日とほぼ同様であった．

インプレッション

　データの推移だけみるとこの1～2週で急性肝障害を呈しており伝染性単核球症も想起したくなるであろうが，関節痛・皮疹・炎症反応の著増のどれも伝染性単核球症の特徴ではない．本人の言う下肢優位の「関節痛」が最もつらく，活動を障害している．このようなリウマチ症状（筋・筋膜・骨・関節・腱・腱付着部・軟部組織など由来の疼痛）が前景に立つのは伝染性単核球症としてあわない．そもそもこのような経緯のとき，患者の言う「関節痛」をその通り真に受けてはいけない．身体診察によって，解剖学的にどの部位の疼痛なのか査定する必要がある．皮疹も診察で確かめるべきで，有痛性の皮

❶ 両側の手足に認められた紅斑

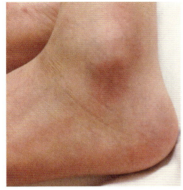
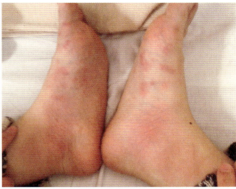
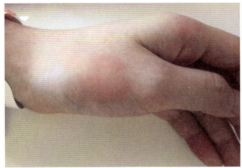
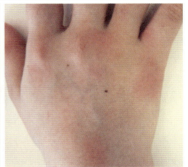

疹(のためにこれが関節痛にみえているだけ)なのか,発熱のときのみ出現してあとは消退している(ために患者自身にあまり気づかれにくかった)のか,など状況や症状との因果を確かめたいところである.

身体所見

疲労感あり.表在リンパ節は触知しない.口腔内は軟口蓋・咽頭後壁に発赤なし.両側の手背・前腕・足背・足底に1～2cmあるいは大きいもので3～4cm大の円形で有痛性の紅斑を認める(❶).この紅斑は体幹部には認めない.皮疹でない部位の疼痛部位は,手関節橈側付近・上腕二頭筋腱の肘

頭付近・膝蓋腱の膝蓋骨の付着部および脛骨粗面付着部付近・腓腹筋の近位への付着部付近・足底腱膜の付着部付近で，それぞれ一部自発痛・圧痛を認める．アキレス腱は左優位に腫脹し圧痛は著明．足関節や足趾の関節には疼痛と一部圧痛を認める．腹部・胸部診察で異常なし．その他特記すべき異常なし．

検査データ

フェリチン 169.0 ng/mL（15.0 〜 175.0），リウマチ因子：陰性，B 型肝炎/HIV/梅毒スクリーニング：すべて陰性，尿中淋菌・クラミジア：陰性，ASO 15.0 U/mL（0 〜 190），抗核抗体：陰性

皮疹は，問診上は消長を繰り返す印象であると述べており，有痛となったりならなかったりすることもあり，有痛性でない皮疹も混じっていてこれらは消退することもあるという．

初診時アセスメント＆プラン

若年者の 1 か月以上の発熱遷延．この 1 〜 2 週は疼痛症状と消耗が前景に立ち QOL を著しく下げている．まず紅斑に関しては，一部は有痛性結節にみえる．結節性紅斑（erythema nodosum：EN）かもと思いたいところだが，EN は部位としては下腿前面が最頻である．UpToDate® によれば，大腿・体幹・上肢にも出現しうるとあるが，"leg（足首から太もも）" に病変がない EN は非典型と考えて生検をすべき，とある．逆にそうでなければ生検なしで臨床的に診断できる皮疹ともいえる．本例ではやや非典型な分布をしているように映るので，EN と即断するにはためらう．ただし内踝・外踝にも認め，この部位は典型である．

次に患者の言う「関節痛」であるが，身体所見で示したように，これは腱付着部炎と関節炎の混在と思われた．それだけでなく，上記の有痛性紅斑も患者が「関節痛」と捉えてしまっていた節があった．EN で多関節痛をきたすのは common であるが，腱付着部炎はどうであろうか．脊椎関節炎のよう

な比較的特異的な疾患の併存を考慮するのか，または非特異的な反応性病態と捉えるのかはまだ決めきれない．ENを考慮すれば，自然とその原疾患を探す作業に入るので，この急性多発性付着部・関節炎の病因に関してもその精査と兼ねられると思われる．例えば炎症性腸疾患，クラミジア感染などによる反応性関節炎などを考慮するからである．ただし，原因のあるENで最も頻度の高いとされる溶連菌感染症に関しては，本例では対応する病歴がないのとASO陰性であり否定的である．

患者に問診すると，皮疹の有痛性に関してはdefiniteではなく，入院後経過をみていく必要がある．もし消長する傾向があるなら，成人Still病も考慮に入れるという考えもあるだろう．関節炎や腱付着部炎はあうが，フェリチンの上昇がないことがあわない．

次のプランは「全身精査」と思われる．血液培養は提出されていて陰性を確認している．全身のCTで明らかな病変がないことも既に確認しているが，私たちのグループは「不明熱PET研究」(p.20)の組み入れが可能と判断し，熱源精査のためFDG-PET/CTを実施する準備を進めることとした．

入院後の経過，FDG-PET/CTの結果，および診断のための思考プロセス

入院後，連日繰り返し診察してみたところ，皮疹の有痛性は実は明確であり，逆に腱付着部の疼痛や関節痛に関しては再現性がないものが多かった．皮疹が有痛であることで成人Still病らしさが下がり，また多発腱付着部炎の病因スペクトラムで鑑別を考えなくてもよいかもしれないと思われた．若干の非典型性も残るがENを主体に考えてよさそうな様相であった．熱に関しては入院後も39℃台の発熱が連日続いた．7月14日にFDG-PET/CTが実施された．しかし有意な異常集積なく決め手に欠く結果だった．関節や腱付着部にもFDG集積を認めなかった．また，諸臓器・腸管・リンパ節などにも有意な集積はなしとされた．しかし皮疹がENと考えた場合に，可能性のある潜在疾患が否定されたかもしれない．例えばサルコイドーシスやリンパ腫，活動性の炎症性腸疾患や結核症などは考えにくいと思われた．Behçet

病は FDG-PET/CT で評価しにくいが，現時点で診断基準を満たすほかの症候がない．ここまでの検討で引っかからないとなると，いわゆる特発性 EN を考えてもよいと思われる．なぜなら，EN 全体の病因で最も多いのは実は「idiopathic/unknown」だからである．報告によりばらつきがあるが EN に占める特発性の割合は 30〜60％あたりが平均的である．なお，肝機能障害に関してはアセトアミノフェンによるものと考えた．

　患者の疼痛による苦痛と，炎症病態による消耗のため，症状改善・消炎治療を優先させることとした．プレドニゾロン 40mg/日（0.8mg/kg）を開始した．

その後の経過

　ただちに解熱．疼痛も 3 日以内に改善．40mg/日は 3 日間，4 日目より 30mg/日とした．30mg/日の 3 日目に発熱と疼痛が再発した．翌日から 20mg/日とする予定であったが 25mg/日とした．その後，発熱は再燃することなく良好な経過．肝障害も徐々に改善．薬剤性でも EN 由来でも両方考えられる経過だった．5 日ごとに 5mg/日ずつ減量とし，以後再燃なく経過しプレドニゾロンを中止できた．結果として合計約 1 か月間の投与期間となった．

Case 4 最終診断　結節性紅斑（特発性疑い）

Points!

- 結節性紅斑の出現に，発熱メインの時期が先行しうる．
- 紹介状や人聞き，病歴聴取の段階での症状の訴えなどで形成される，"触れ込み"をそのまま鵜呑みにしてはならず，必ず診察と観察を重ねて，患者の訴えが実際にはどのように読み換えられるについて整頓すべきである．
- 結節性紅斑は，無治療・NSAID のみで対処できる軽症例もあれば，十分な量を十分な期間投与しないと再燃する例も多い．

Case 5 | 20歳女性 全体像で考える

History

4月下旬に左腋窩の痛みが出現し1か月で治った．4月末に高熱が出現し，右の顎下～耳にかけての痛みがあった．5月1日に近医受診したところ，右頸部リンパ節腫脹と圧痛を指摘された．抗菌薬と解熱剤を処方されたが38℃くらいの発熱は続き，治らないので16日に再診．頸部リンパ節腫脹は左にも認められたほか，白血球数1,900/μLと低値が判明した．その病院に入院し，点滴抗菌薬とヒドロコルチゾン点滴（用量不明）を連日行われ，データも改善したので25日に退院となっていた．頸部の痛みも消失していた．退院後，微熱が出ていたが6月7日から38℃の発熱と左頸部腫脹と圧痛が生じ始めた．9日に再診し白血球数1,700/μLなどあり，血液疾患などが考慮され当院血液内科に紹介受診となった．しかし白血球数は3,000/μLと戻っており経過観察を続けた．発熱が続くので15日に再診．白血球は1,230/μLと減少がみられ，血球貪食症候群などが考えられ骨髄穿刺が施行された．また，各種ウイルス，膠原病，結核などの感染症に関する検査が濃厚になされる方針となった．ここで不明熱として当科にも紹介受診となった．

身体所見

倦怠感あり，頸部は両側の側頸部（左優位）に縦長に数珠状に連なる親指の爪大のサイズのリンパ節を触知しいずれも有痛性，皮疹や関節腫脹なし，肝脾腫なく脾臓の圧痛もなし．その他特記すべき異常なし．

採血データ

当科初診時のデータを示す（❷）．

❷ 当科初診時の採血データ

検査項目	数値		検査項目	数値	
TP	7.7 g/dL		WBC	$1.32\times10^3/\mu L$	L
Alb	4.1 g/dL		RBC	$4.06\times10^6/\mu L$	
T-bil	0.6 mg/dL		Hb	11.9 g/dL	L
AST(GOT)	33 U/L		Ht	35.9 %	
ALT(GPT)	24 U/L		MCV	88.4 fL	
LDH	**408 U/L**	**H**	MCH	29.3 pg	
ALP	143 U/L		MCHC	33.1 g/dL	
γGTP	12 U/L		Plt	$14.1\times10^4/\mu L$	L
CK	42 U/L	L	血液像(%)		
TG	69 mg/dL		SEG	40 %	
BUN	6.9 mg/dL	L	BAND	0 %	
Cr	0.50 mg/dL		LYMPH	50 %	
UA	4.1 mg/dL		**MONO**	**10 %**	**H**
Cl	105 mmol/L		EOSINO	0 %	
Na	140 mmol/L		BASO	0 %	
K	3.5 mmol/L	L	ATY-LY	0 %	
CRP	0.14 mg/dL		BLAST	0 %	
溶血	—				

当科初診時アセスメント&プラン

経過を見直すと，血液内科を含めて何やら“難渋”していそうな様相．当科初診時に患者はこれといった病名を告げられていない．この経過は，どこがと言われても逆に困るのだが，典型的な菊池病の経過である．もし，実施された骨髄穿刺で血球貪食像が認められれば，診断は「血球貪食症候群を伴う菊池病」ということになる．血球貪食が認められなくてもこの程度の白血球減少であると，菊池病由来でもありうる．

ここで，当院当科で使用している，菊池病を臨床診断するための診断基準の指針(❸)を示す．

これを本例であてはめてみる．まず③の陰性基準はすべて該当しない．次

に④に進むと大基準3個，小基準3個満たし，「臨床確定例」と診断される．もちろんこれは私案であり，これを根拠としてものは言えないことは理解しているが，当科ではこれをひとまず自施設・自科での指針として役立てている．この私案は自施設データを基にしており，今後臨床研究として立ち上げ，validation，統計学的検討を行うべきであるが，これはこれで菊池病の臨床的な要素が効率よくふんだんに入れこまれているものと考えている．

症例の次のプランはステロイド治療か生検か，になると考える．反復性の経過であり，有熱時のQOLもかなり阻害されているので患者の治療希望があれば，臨床的に菊池病と診断してステロイドを開始する適応も十分あると考える．一方でかなりまれだが若年でもリンパ腫の可能性もあるためリンパ節生検を行うというプランも妥当だろう．デメリットは，全身麻酔，若年女性の首に手術をするというcosmeticな問題，などがある．この症例では血液内科医師の勧奨もあり，6月29日外科的切除によるリンパ節生検が実施された．

検査結果とその後の経過

血液内科で実施された各種ウイルス，膠原病，結核などの感染症に関する検査はすべてnegative studyだった．骨髄穿刺の結果も，血球貪食像を認めなかった．これだけで否定できないが，臨床的に安定，進行性の肝酵素・LDH上昇なし・フェリチン著増なし，血球数も安定，などから血球貪食症候群の存在は否定的だろう．自験で菊池病に伴う血球貪食症候群を経験したが，そのケースでは小児期にも血球貪食症候群の既往があり，反復性の血球貪食症候群に伴って菊池病を発症したのか，菊池病に合併した血球貪食症候群だったのか迷うケースだったが，血球貪食症候群自体がステロイドに非常によく反応したので後者だと考えた．菊池病に血球貪食症候群が合併・共存することは知られている．244例の菊池病を集計した論文で3％に血球貪食症候群を認めたとある（❹）[1]．臨床での実感もあわせれば，血球貪食症候群のほか，無菌性髄膜炎もそれなりの頻度であり，菊池病の合併症としてマー

❸ 菊池病臨床診断指針（私案）

菊池病臨床診断指針（私案）

NCGM-GIM
代表：國松 淳和

① 病歴聴取・身体所見から菊池病を疑ったら，他疾患との鑑別のために血液検査（血算・血液像，一般生化学）が実施されるべきである．

② 経過中，有症期のどの時点でも本基準（③→④）を適用し，基準外となったら次のA～Cのいずれかをする．「基準外」という判定は「菊池病否定」を意味しない．菊池病と即断せず，いったんは以下のA～Cのいずれかをせよという意味である．

  A．診断を見直す（again）
  B．リンパ節生検を検討する（biopsy）
  C．慎重に経過観察する（careful/close observatiom）

③ 本基準を適用する前に次の「陰性基準（8個）」を診察毎に確認し，1つでもあてはまれば②に戻りA～Cのどれかをする．これらに該当した場合，菊池病の可能性を低めるが「菊池病否定」を意味しない．1つも該当しない場合に，④に進む．

 陰性基準
  〈basic 4〉
   □ 経過中に，薬疹で説明のつかない発疹を認める
   □ 発症から2週未満である
   □ 経過中1回でも，トランスアミナーゼが正常上限の4倍を超える
   □ 経過中1回でも，末梢血白血球数が正常上限を超える

  〈additional 4〉
   □ 末梢血異型リンパ球が3%以上
   □ HIV抗体が陽性
   □ QFT/T-spot test（IGRA）が陽性
   □ CT所見が非典型（以下の3つのどれかに該当する）
    ・腫大リンパ節に石灰化を伴う
    ・腫大リンパ節が多発していない（同じ領域内で2個以下）
    ・腫大リンパ節の径が4cm以下のものがある

④ 診断基準

大基準	□ 10～35才未満である □ 頸部リンパ節腫脹を複数触知する □ 腫大したリンパ節のうち，複数で圧痛を認める
小基準	□ 1回でも末梢血白血球数が3,500（/μL）個未満 □ 経過中，どの回でも血中ヘモグロビン値が11g/dL以上 □ 主訴に「発熱」が含まれる

▶ 次の3つのパターンに該当するとき，「菊池病臨床確定例」と診断する．
 「大基準3個＋小基準3個」
 「大基準3個＋小基準2個」
 「大基準2個＋小基準3個」

▶ 次の2つのパターンに該当するとき，「菊池病疑い例」とするか，②に戻る．
 「大基準3個＋小基準1個」
 「大基準2個＋小基準2個」

▶ これ未満の場合には，「菊池病否定的」とするか，②に戻る．

❹ 菊池病の合併・併存症（n = 244）

菊池病の合併・併存症	集計数	(％)
全身性エリテマトーデス	32	(13)
他の非感染性炎症性疾患[a]	24	(10)
ウイルス性疾患[b]	17	(7)
不明熱	11	(5)
神経症状[c]	11	(5)
血球貪食症候群	7	(3)
リンパ腫	6	(3)
結核	5	(2)
その他	13	(5)
total	126	(51)

a：関節炎，混合性結合組織病，抗リン脂質抗体症候群，甲状腺炎，多発筋炎，強皮症，自己免疫性肝炎，Still 病
b：HHV6, EBV, CMV, HBV, HCV, HIV, AIDS, ParvoV19, HSV-1, Dengue
c：無菌性髄膜炎，多発単神経炎，片麻痺，腕神経炎，光線過敏

（文献1より筆者訳）

クしておいてよいかもしれない．

　リンパ節生検の結果は菊池病そのものだった．生検結果が出た7月の半ばにはもう自然解熱を得ていた．よってステロイド治療はされなかった．

　菊池病にステロイド治療する場合，私なら例えば，プレドニゾロン 30mg/日を5日間，25mg/日を5日間，20mg/日を5日間，15mg/日を5日間，10mg/日を5日間，5mg/日を5日間とし合計25日間の治療，とすることが多い．症状の強さやデータから勘案してこれよりも早く中止するプランにすることもあるが，初期量は30mg/日を超えなくともコントロールできるはずであると考えている．これで制御できない場合は，全面的に診断を見直すべきである．特にSLE，リンパ腫，伝染性単核球症であろうか．なお，菊池病は通常ステロイドが著効する．

本例で self-limited な経過となったこと自体は，菊池病が 3 か月以内ほどの経過で自然軽快するという教科書的記載と一致したことになる．私見になるが，**だから**ステロイド治療などしなくていいだとか，リンパ腫や結核が厳密に否定されるまでステロイド治療は厳に慎むべきだとか，そういうことではないと思う．菊池病が良性経過なのは知っている．が，熱の極期の症状がつらいのである．若者の大切な毎日が，阻害されるのである．医師がステロイドを怖がるのは理解できる．しかし，リスクを正確に定量してそのリスクを負って進むという責務が医師にはあるのではないだろうか．

Case 5 最終診断　菊池病（組織球性壊死性リンパ節炎）

! Points!

- 菊池病の疾患定義は病理組織学的なものであるが，臨床所見を仔細に注視すれば，比較的明確な臨床像がみえてくる．
- 菊池病の経過では，ちょっと心配になるくらいの白血球減少をみることがあり血球貪食症候群が心配になるが，ステロイドの反応はよいので白血球減少は基本的に経過観察でよいかもしれない．
- ステロイドの適応を，「本気で」考えるべきである．

Case 6 | 60歳女性 入院中に何が起こった？

History

　当院に不明熱精査のため転院する約 40 日前，心不全を発症し前医に入院．順調だったが入院約 10 日後に脳梗塞を発症し，半身麻痺，完全失語となり，高次機能障害が残った．脳梗塞の発症 4 日後くらいから 37℃台後半の熱がみられるようになり，さらに 1 週間前後くらいから高熱となり，それが連日みられるようになった．広域抗菌薬投与，各種画像検査（CT，超音波）によっても解決しなかったため転院の運びとなった．熱が出始めた頃は CRP は 1.0mg/dL 程度，転院時は 4.2mg/dL となっていた．ほか，前院入院時におそらく未治療の高血圧による腎不全（血清 Cr 2.0mg/dL）を認めていて，転院時も Cr 2.6mg/dL と上昇していた．

転院時アセスメント＆プラン

　このケースのように入院中発症の不明熱は，まずは感染症の否定など，チェックリスト的に熱源を確認していく作業から始める．血液培養をとっているか，各種デバイス（特に血管内カテーテル）の状態，各種治療介入との因果，などを網羅的に確認するのである．治療介入との因果を確認するというのは，例えば「とある抗菌薬を何月何日から何 g で開始され何月何日に中止となり，その後ゆるやかに解熱している」とか，「入院時よりヒドロコルチゾンを 200mg/日点滴静注され 7 日間継続の後に中止となっているが，その後から発熱している」といったことを指す．温度板・経過表といったチャーティングを習慣化しているグループは，入院中の発熱に強い．もっと言えば入院中の発熱は感染症を考えることが基本であるので，日頃から適切な感染症診療を着実にやっているチームはなお，入院中の発熱に強い．こうした基本を押さえたその先に，偽痛風，薬剤熱，副腎不全といったような少し

irregular な病因がみえるようになってくるはずである．

　ここまで呈示の情報だけであるとまだ鑑別すべき病態は複数あるが，入院中の不明熱のアプローチの基本に「薬剤熱を疑う」というものがある．この患者の転院時の処方は，抗血小板薬，ARB，アロプリノール，貼付型β遮断薬，貼付型硝酸薬だった．このなかに薬剤熱の被疑薬は複数あるだろうが，一番可能性が高いものはどれだと考えるだろうか？　私はアロプリノールだと思った．ただし理論上，全部の薬剤に可能性はある．

　推定 GFR は 15 ほどだったにもかかわらず，患者に 1 日 100mg ものアロプリノールがずっと処方され続けていた．腎機能低下時に尿酸値が上昇しているのはある意味自然なことで，それを治療することは普通しない．ちなみにこの患者に痛風発作の既往はなく，血清尿酸値は前医入院時 8.4mg/dL だった．この数値に対してアロプリノールが開始されたことになる．もし薬剤熱を疑う状況でないとしても，本剤は中止すべきである．

　薬剤熱の被疑薬を考えたときに，なぜアロプリノールを名指ししたかというと，"allopurinol hypersensitivity syndrome" という概念があるからである．これは 1986 年，Singer と Wallace の論文[2]のなかで使われた criteria がよく用いられる(❺)．実臨床では，この基準を満たすかどうかではなく，どのような背景の者がこれを発症しやすいかのほうが大事である．この論文自体が示唆的であり，服用 2～8 週での発症，服用理由が無症候性の高尿酸血症，慢性腎不全がある者，といった要素が非常に多くを占めたという．無症候性の高尿酸血症にアロプリノールが出される光景は，時代や国を越えてどこにでもあるのだなというのが非常にシュールに感じた．

その後の経過

　アロプリノールを中止後ゆっくり熱の grade が下がり，11 日目には解熱した．熱に応じて炎症反応も陰性化した．なお，HHV-6 などの再活性化に伴って発症する，いわゆる薬剤性過敏症症候群(DIHS)の病像であると考えると今日的かもしれないが，本例では HHV-6 の抗体検査で検討したが陰性

結果であった．広義の薬剤過敏症候群と解釈した．

❺ Singer と Wallace の論文[2]

allopurinol hypersensitivity syndrome
Singer と Wallace らの基準

1) アロプリノールの服用歴
2) 臨床像の合致：大基準2つ，あるいは大基準1つ＋小基準1つを満たす
   – 大基準
     （ⅰ）悪化している腎機能
     （ⅱ）急性の肝障害
     （ⅲ）TEN，多形滲出性紅斑，びまん性の斑状丘疹性あるいは皮膚剥脱性の皮膚炎，
         のどれかの皮膚炎
   – 小基準
     （ⅰ）発熱
     （ⅱ）好酸球増多
     （ⅲ）白血球増多
3) 同様の臨床像を示す他剤を服用していない

Case 6 最終診断　アロプリノールによる薬剤熱
（allopurinol hypersensitivity syndrome）

Points!

- 入院中に生じた不明熱は，感染症から考えて，丁寧に要因をチェックしていくようにする．
- 週の単位で継続されている薬剤が，画像検査では捉えられない熱の原因になることがある．
- 「病名」を探そうとするとみつからないが，病態なら把握・整理でき，方針もたつ．

まとめ

例えば結節性紅斑（EN）に関して Case 4（p.82）では特発性という結論としたが，本文でも述べたように溶連菌感染などをトリガーにして発症することも多く，また妊娠を契機に発症することもある．機序はわかっていないが，EN というのはどうみても免疫システムが過剰に「反応している」ことの表現型であろうと思われる．炎症病態というのはその原因・トリガーよりも，炎症自体が問題となることがある．問題というのは，ここで論じた EN や薬剤過敏症症候群といった反応性病態のほかに，不明熱となって場が混乱したり，炎症が慢性化して消耗（貧血，体重減少，意欲・食欲低下など）したり，末梢血管の透過性が亢進して浮腫や肺水腫になったりすることも含む．特殊な病態では，Mendelson 症候群のような化学性肺臓炎，結核治療後の初期悪化，免疫再構築症候群といったものも，炎症そのものが生体に害を及ぼしているといえる例である．例えば HIV 治療によって生ずる免疫再構築症候群は，抗 HIV 治療を行うと急速にウイルス量が減少し，HIV のせいで機能不全に陥っていた単球・マクロファージ・NK 細胞などの機能が回復，そして CD4 陽性 T リンパ球の増加などにより免疫が改善するが，その経過のなかで，制御性 T 細胞活性の低下は持続しているために体内に存在する病原微生物あるいは疾患などに対する免疫応答が過剰に誘導されてしまうことで免疫再構築症候群は起こると考えられている．以上，いろいろ例示したが，要するにありふれた病原体や疾患にすぐ負けなくなった今，現代医学では**生体は炎症にやられる**のである．

今回具体的に取り上げられなかったが，いわゆる Henoch-Schönlein 紫斑病，亜急性甲状腺炎なども"トリガー病"とでもいおうか，広義には反応性の病態であろう．また不明熱のテキスト[3]などで昔からよく名前の出る，肉芽腫性肝炎という term は，今日さまざまな病因に振り分けられ廃れた感はある．例えば，臓器病変をつくらないコクシエラ感染症やバルトネラ感染症が

血清診断できるようになったり，肝臓のみのサルコイドーシスだったり，あるいは巨細胞性動脈炎の一症状など，いろいろな病因に振り分けられたと思われる．ただし自験の不明熱例で，著しい慢性的な炎症反応がありながら月の単位で自然軽快・解熱していく患者を少なからず経験しており，個人的には以前いわれたこの肉芽腫性肝炎という「病態」には再注目している．共通した検査値異常は ALP の有意上昇であり，ALP 高値の不明熱で濃厚な精査によっても原因がわからないものは，自然経過が望めて経過観察可能という判断ができるかもしれない．自然軽快する特発性肉芽腫性肝炎をみているのかもしれない．いずれにせよ炎症反応の形態の一つとみている．

　もう一点，菊池病あるいは成人 Still 病の扱いについて触れる．反復性でなく一相性の経過で消退して臨床的に菊池病と思われて終わったケース，診断基準を十分満たさないまま診断・治療となって結局成人 Still 病だろうと思われたケース，などを想定されたい．菊地病や成人 Still 病は，疾患として独立できるレベル，症候群のレベル，反応性病態のレベル，に分けて考えるとよいのかもしれない．それを❻に概念図として示す．

　イメージとしては，成人 Still 病や菊池病といった疾患を**スペクトラム**で捉えていく，ということであろうか．わかりにくければ視神経脊髄炎と視神経脊髄炎スペクトラム疾患の関係を想起されたい．❻のように，「亜型」としてではなく連続する概念としてのほうが（特に良性の炎症性疾患では）個人的にしっくりくる．

　成人 Still 病のように，病理組織や画像で診断されない，すなわち臨床 criteria の寄せ集めで診断する疾患の場合は診断に関して特に注意を要する．もし誤りなく診断したい場合は，かなり典型的なものを成人 Still 病としたほうがよい．小児でいう全身型のような病型の場合，白血球がかなり上がって，炎症反応とフェリチンが上がって，関節痛があって，サーモンピンク疹を目撃して，肝機能が適度に悪くなって，リンパ節も適度に腫れて，一通り調べてほかの疾患でなさそうであるもの．これを成人 Still 病と呼んだほうが無難である．さらに，再発性の経過をとったり，関節炎に移行したり

❻ ある疾患の"らしさ"の濃淡の概念図

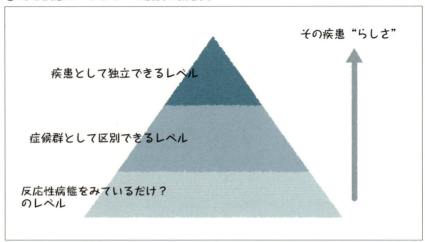

すれば，より"病気／疾患"という様相が濃くなるであろう（❻の上方）．これらを通して何を言いたいかというと，軽症例やあまり反復しないような穏やかな経過のものを，成人Still病と呼んでよいのかという話である．そういうものは，「"成人Still病型"の炎症反応」としてはどうだろうか．また病理組織で定義されるはずの菊池病も，反復性でなく一相性の経過で消退して臨床的に菊池病と思われて終わったような場合は「"菊池病型"の炎症反応」として捉え，反応性病態をみていただけという様相になろう（❻の下方）．臨床像診断・ゲシュタルト診断をする者にとっては，このあたりの疾患定義というか，疾患らしさ・らしくなさを査定すること，すなわちいかに濃淡を精緻に塗り分けて疾患を認識するのかについて，かなり大事にしているところなのである．

病名がつかないことを恐れず，病態は把握してそれを正確に評価すれば方針が立つので不明熱化しない，という感覚をぜひ，もってもらいたいと思う．

● 文献

1 Kucukardali Y, et al. Kikuchi-Fujimoto Disease: analysis of 244 cases. Clin Rheumatol 2007;26;50-4.
2 Singer JZ, Wallace SL. The allopurinol hypersensitivity syndrome. Unnecessary morbidity and mortality. Arthritis Rheum 1986;29;82-7.
3 Cunha BA editor. Fever of Unknown Origin(Infections Disease and Therapy). CRC Press;2007.

その3 リウマチ性疾患／自己免疫性疾患の例外

難易度 ★★★☆☆

非典型な経過でくる自己免疫性疾患について考える

　不明熱の原因疾患が自己免疫疾患であるとき，そのケースは大なり小なり非典型な点をもっているといえる．なぜなら，典型的な自己免疫疾患は診断が容易なことが多いからである．よく，「不明熱といえば自己免疫」「膠原病の専門家がいないから診断できない」のようないわれ方を聞くがそんなことはないはずである．自己免疫疾患というのは，わかりやすく特徴的な所見を有して医療機関を受診するので，実は非リウマチ医がみつけて専門医に紹介していることが多い．しかし実際にはこの分野・疾患領域は，原因不明の熱性・炎症性病態の診断・鑑別をしている場において問題になってくることは多い．まずこの理由について考えてみたい．

　一つは，自己免疫疾患の診断の多くが臨床的になされるという点がある．臨床的になされるとは，ある特定の細菌培養結果，病理組織診，あるいは特徴的な画像診断などによって，一気にその病態の本態を射抜くような情報や根拠が示されてなされる診断とは真逆のものといってよい．たとえて言うなら物的証拠と状況証拠の関係である．臨床診断は，状況証拠で逮捕するようなものである．臨床診断は，直接的な証拠で診断する（物的証拠で逮捕する）のではないから，自己免疫疾患の診断は医師によっては難しく感じるかもしれない．よく言われることだが，全身性自己免疫疾患や多くのリウマチ性疾患は，診断に用いるのは診断基準ではなくて**分類**基準である．ある基準を設けて分類しているだけである．物的証拠での診断ではない以上，誤診を招く潜在性があるのは明白であり，だから非専門医が臨床診断しようとしないのかもしれない．しかし，誤診かもと思いながらそれでも最良の判断をして進む，というのが臨床診断でもある．このあたり，不明熱診療にも通ずる考え方である．

もう一つは，疾患のバリエーションが多いという点であろう．これはいい出せば当然であるので愚論は慎むことにしたいが，例えば熱のみを反復して発症した抗核抗体陰性の全身性エリテマトーデス(SLE)あるいは炎症病態や熱のみが比較的長期間先行した顕微鏡学的多発血管炎のような比較的メジャーな疾患の uncommon なプレゼンテーションというタイプがある．脾臓限局のサルコイドーシス，小腸限局の Crohn 病などもこのタイプに入ると思われる．別のパターンとしては，例えば成人川崎病のように，何というか，ただまれというもの，想起できないことが問題となったりする．最後のパターンは，何かが併存するタイプで，感染否定が前提ならそれはとりわけ血液腫瘍のことが多い．例えば非典型あるいは特殊型の症候が前景に立つような Behçet 症状をみていて，その背景に骨髄異形成症候群があったというケース．前景と背景が異なるような場合である．別の例としては，既知の自己免疫疾患をもつ患者が熱性病態となり原病とは別の病態，特にリンパ腫などを合併したとき．こうした場合も不明熱化しうるパターンといえる．ちなみに，リウマチ医が「膠原病らしくない」炎症病態をみていて，不明熱・不明炎症化して診断がよくわからないとき，それは高率にリンパ腫である[1]．

　以上，自己免疫性疾患で診断に迷う場合の臨床パターンのいくつかを簡単に場合分けしてみた．そしてこのカテゴリーに入る3つの Case を呈示するが，もちろんこれで網羅し語り果せるとは思わない．ずるいようだが，各自で症例をコレクションしていくしかない．結局は他人でなく自分自身で受けもって，あれこれ悩んで，結論がわかってもわからなくても判断をして診療を進めていったことが，不明熱診療の血・肉となっているはずである．

●目標

　リウマチ性疾患／自己免疫性疾患がどのように不明熱になるのかを，パターン・状況別などに分けて把握する．

> **このカテゴリーで想定される疾患・病態群**
> ・MPO-ANCA 関連血管炎
> ・Crohn 病
> ・Behçet 病／Behçet 様症状／Behçet 症候群
> ・他多数

Case 7 | 84歳女性 抗菌薬が効かない高齢者

History

高血圧，心房細動，気管支拡張症などで他院かかりつけ．6月に入り倦怠感，食欲低下，喀痰・咳の増悪がありかかりつけ病院を受診．血液検査で炎症反応上昇がありレボフロキサシンで加療されたが改善せず，6月20日に同院へ入院．広域抗菌薬の投与が開始され，以後それが不応だとわかると抗菌薬を変更するということが繰り返された．結局，実に合計8通り（量の変更，併用含む）もの抗菌治療が行われたがまったく効かないということで当院に転院の打診があり，7月27日に転院となったものである．

前医までの検査結果まとめ

胸腹骨盤CTでは，肺野CTで両側下葉・右上葉に既知の気管支拡張症の所見．右優位で両側胸水も認めるが，腹部CTでは異常所見なし．経胸壁心臓超音波でも正常．尿タンパクなし．

身体所見

倦怠感著明，両下腿浮腫あり，その他特記すべき異常なし．

❶ 転院時の検査結果

検査項目	数値	検査項目	数値
Alb	2.0 g/dL	WBC	16.13×10^3/μL
AST	22 U/L	Hb	11.4 g/dL
ALT	12 U/L	Plt	40.3×10^4/μL
LDH	192 U/L	尿所見	タンパクなし, 潜血なし, 円柱なし
ALP	365 U/L		
γGTP	12 U/L	リウマチ因子	517 IU/mL
BUN	13.0 mg/dL	血沈	87 mm/hr
Cr	0.43 mg/dL	抗核抗体	陰性
Na	132 mmol/L	抗CCP抗体	陰性
K	4.1 mmol/L	クオンティフェロン	陰性
血糖	113 mg/dL	可溶性IL-2R	1,249 U/mL
CRP	4.67 mg/dL	MPO-ANCA	16.0 U/mL

転院時の検査結果

❶に示す.

初診時アセスメント

　高齢者の非特異的な炎症の遷延である．一般に高齢者が慢性あるいは持続性の炎症反応を伴ってわかりにくい形できた場合，まず何はともあれ血液培養と結核精査である．本例では転院直前まで抗菌薬投与があったのでこれを中止し，血液培養を反復する方針とした．また，若干の気道症状を伴っていたので，転院後個室隔離・N95対応として3日間連続の喀痰抗酸菌検査（いわゆる三連痰）を提出し，気道抗酸菌感染症の精査をする方針とした．

　高齢者の不明熱では，本例のように症状は軒並み非特異的で，問診が有用とはいえない状況では，検査に頼らざるを得ない．しかし，全部調べればよいというわけではない．検査に頼らねばならないからこそ，検査結果に振り回されることが多いからである．例えばこのCaseのように関節症状・関節所見が一切ないがリウマチ因子（rheumatoid factor：RF）が高値を示してい

るために，現場が若干混乱してしまうことが一般にはある．手のMRIを撮像しようとして予約を入れたところ再来週となってしまい，その検査待ちをしてしまうなど．またその結果をみてもらうためにリウマチ医にコンサルトしたいが検査結果判明時点で，そのリウマチ医の外来があるのが来週となっているため，またまた「待ち」となってしまったりする．要するに，ある疾患を否定したいために精査が止まり，結果として解決が遅れるのである．

　高齢者の慢性炎症では，"高齢者慢性炎症セット"といって，結核検査（クオンティフェロン，T-spotなど）・P-ANCA・可溶性IL-2Rの3つを提出するとよいと（啓発的な意味で）思っている．この3つはいずれも，とりわけ**特異性に問題がある**ことで有名である．もちろん感度も完全ではない．しかし不明熱・不明炎症というセッティングの場合，これらの結果が陽性所見の場合にそんなに混乱するだろうか．T-spotが陽性だったら，もし肺野異常があればそれを気管支鏡で生検したくなるかもしれない．P-ANCA陽性ならANCA血管炎はどうかという眼で診察し直したり，検査したりできる．可溶性IL-2Rがもし8,000U/mLや12,000U/mLと著増を示していたら，リンパ腫と決めつけることはしないまでも，さすがにリンパ腫を意識して精査してもよいだろうと思う．私個人は，可溶性IL-2Rが非常に高く，病像やデータなどから血管内リンパ腫と思って精査していたら粟粒結核だったということはあるし，P-ANCA陽性の血管内リンパ腫があったりするので，いずれにせよ決めつけずに守るところは守って欲しい．しかし不明熱のような混沌としたなかでは"何か指針が立つ"というのは方向性をとんでもなく間違わないようにさせるのに一定の有用性があると思っている．

　この症例でも"高齢者慢性炎症セット"を提出している．MPO-ANCA 16.0U/mLと，少し上限をオーバーし異常値を示している．しかしANCA陽性ですぐ血管炎と診断してはいけない．偽陽性となる病態がたくさんあるからだ．この症例でもANCA陽性だからといってあまり動くことはできない．肺野，尿検査，皮膚・神経の所見を注視していきたいところである．

転院後の経過

上部・下部消化管内視鏡も正常．決め手がないまま経過，その一方で患者本人が抑うつ的となり，強い退院希望があり8月10日にいったん退院となった．しかし外来で観察するも，発熱，倦怠感，下腿浮腫が改善なく，むしろ増悪傾向にあるため9月1日に再入院となった．この再入院の際は，あまり咳嗽は問題となっていない．再入院時の主なプロブレムを列挙する．

① 発熱，倦怠感，食欲低下，意欲低下
② 両下腿浮腫
③ 気管支拡張症の既往
④ 慢性炎症の持続（CRP/ESRの上昇，低alb血症，軽度貧血とPlt上昇）
⑤ MPO-ANCAの軽度上昇

採血データはほぼ変わらず，近い過去に画像検査や細菌学的検査などは一通り済んでいる状態である．次のプランが非常に立てにくいことになった．肺外結核や大動脈炎などを考慮すべきなのかもしれない．

2回目の入院後経過

入院した翌日（第2病日），朝回診に行くと患者本人から「右足が上がらない」との訴えあり．診察すると，右足の背屈が不能（dropped foot）で，足背の痛覚・触覚・冷覚の低下も認めた．この所見は前日にはなかった．末梢神経伝導速度検査をやってみると，sensorimotor neuropathyのパターンで，症候を総合すると顕微鏡学的多発血管炎と診断されると考え，同日よりステロイドパルス療法が開始された．

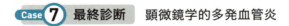 **最終診断** 顕微鏡学的多発血管炎

> **Points!**
> - 高齢者に多い血管炎として巨細胞性動脈炎があるが，本邦では顕微鏡学的多発血管炎の頻度が多く，高齢者の不明熱・不明炎症で外してはならない疾患であるといえる．
> - 巨細胞性動脈炎と違って，顕微鏡学的多発血管炎では普通，肺・腎臓・神経・皮膚・中枢神経・腸管などに局在した症候として出てきやすいため，本来は疑いやすい疾患ではある．
> - しかし時に，顕微鏡学的多発血管炎に特異的な症候が出る前に，発熱・体重減少・消耗などといった非特異的な全身症候が比較的長期先行するという発症パターンがあることは認識に値する．

Case 8 | 60歳女性 治療が要ることはわかる

History

2月1日より発熱．9日に心窩部痛・微熱を主訴に近医受診．CRPの上昇があるが対症療法で経過観察．熱はやや軽快傾向だったが心窩部痛は遷延したため消化器内科を紹介受診し，23日に上部消化管内視鏡が実施された．胃に小アフタ～びらんの散在を認め，薬剤性の判断．27日頃より37℃後半の発熱が始まる．3月13日頃から心窩部痛は軽快するが発熱は遷延．さらに下腿浮腫が始まり徐々に食欲低下もみられ，4月3日に消化器内科を再診．CRPの上昇あり．腹部骨盤造影CTで小腸壁肥厚（浮腫像）を認めた．5月22日，膠原病内科に不明熱精査依頼で紹介受診．FDG-PET/CTが施行されて腸管と腸間膜のびまん性のFDG集積を認めたが，レポートに「腹膜播種などが考えられる」との記載あり，消化器内科あるいは外科とのやりとりが続いた．結核症も鑑別に挙げられ，胸部異常影はないが喀痰・胃液抗酸菌検査などに時間を費やされるも診断（決断？）つかず，6月16日に総合内科へ

コンサルトとなる．このときのプロブレムリストを示す．

① 発熱遷延
② 増悪・寛解する心窩部痛
③ 下肢全体の浮腫
④ 腹部膨満
⑤ 5か月で6kgの体重減少
⑥ FDG-PET/CT上の腸管と腸間膜のびまん性のFDG集積

　この時点で血液培養を実施されていなかったので実施した．腹部膨満は，診察上は軽い．体がむくんでいるのに体重減少をきたしており，炎症による消耗が強い印象を受けた．Crohn病などを疑い下部消化管内視鏡を依頼した．
　7月10日に全結腸，8月7日に小腸，それぞれに関して内視鏡検査（内腔観察・生検）が行われた．結腸内腔はほぼ正常，ランダム生検で類上皮細胞肉芽腫なし．しかし小腸は無数のびらん・小潰瘍がみられた．しかしパターンはCrohn病といえず，また回腸からの生検でも類上皮細胞肉芽腫を認めず，総じて小腸も非特異的な炎症との判断となった．8月7日，病態に対してメサラジンが開始された．しかし数日後から右足関節痛が出現．また，下肢浮腫が増悪傾向となり，発熱が続くようになった．26日には40℃の高熱となり，後頸部痛がひどく体動困難となったので救急要請し搬送，そのまま入院となった．

身体所見

　消耗している，軽度の眼球充血あり，頸部は硬直している．腹部は膨満・圧痛なし，右足関節は圧痛あるが腫脹なし，両下腿浮腫あり，他特記すべき異常なし．

❷ 入院時の検査結果

検査項目	数値		検査項目	数値		検査項目	数値	
Alb	2.1 g/dL	L	Cr	0.98 mg/dL	H	ESR	99 mm/hr	H
T-bil	0.7 mg/dL		eGFR	44.4 mL/min/1.73m²	H	INR	1.23	H
AST(GOT)	22 U/L		Cl	95 mmol/L		血液像(%)		
ALT(GPT)	26 U/L		Na	133 mmol/L	L	SEG	93 %	H
LDH	156 U/L		K	2.83 mmol/L	L	BAND	2 %	
ALP	309 U/L		CRP	20.44 mg/dL	H	LYMPH	3 %	L
γGTP	23 U/L		WBC	20.95×10³/μL	H	MONO	2 %	
CK	30 U/L	L	Hb	9.5 g/dL	L			
BUN	20.9 mg/dL		Plt	46.6×10⁴/μL	H			

検査結果

❷にデータを示す．

入院の経過と退院後の経過

　発熱と頸部硬直という病歴から髄膜炎を疑い腰椎穿刺を施行したところ，髄液検査で，細胞数 150（好中球 100，リンパ球 50）が判明し感染性髄膜炎に準じた加療が始まった．しかし細菌学検査ですべて陰性，髄液単純ヘルペスウイルス PCR も陰性の結果をもって抗菌薬・抗ウイルス薬は中止された．発熱・炎症の精査で施行した造影 CT は，前回同様，小腸の広範囲の腸炎・腸間膜炎の所見．腹痛・下痢の悪化は入院中認めなかった．入院中，眼の充血もあったので全身性精査の一環として眼科にもコンサルトしたがそこで両側の虹彩毛様体炎が指摘された．

　抗菌薬中止後もデータともども熱，頸部痛，下腿浮腫などは軽快．1 か月ほどで退院可能となった．9 月 27 日に退院となっている．

　退院後は落ち着いていたが，翌年の 4 月になり再び高熱が出るようになった．今回はさらに水様下痢が始まり，消耗がみられ 14 日に再入院となった．入院後に上部・下部消化管内視鏡が施行され，十二指腸および可視範囲の小

腸に多発びらんを認め Crohn 病を考慮し生検．しかし，前回同様，組織学的に Crohn 病の証明ができなかった．

診断のための思考プロセスと最終プラン

このような症例は，診断 AI（人工知能）がもしあったとしても，これまでの検査結果からは診断名がつくことはないだろう．では AI にはできず，臨床家ならできることはなんだろうか．それは臨床判断を下すことである．症状に困っている患者さんの苦痛や雰囲気などは AI ではおそらく定量し難い．発熱が続いてしまうことを繰り返し，そのたびに検査をし，複数の医者あるいは専門家から「診断名はつかない，わからない」と言われ続けることのストレスを AI がわかるかどうか，である．私は，このあたりの臨床の"機微"は，AI では解決できないと思っている．すなわち，AI の話はおいておくとしても，合理的な判断が必ずしも最良の判断とはならない場合があると信じている．

プロブレムをリストし直し，虚心にながめると，

① 増悪・寛解する発熱
② 小腸びらん
③ CT・PET 上の広範囲の腸間膜炎
④ 無菌性髄膜炎（好中球優位）
⑤ 虹彩毛様体炎
⑥ 足関節炎
⑦ 両下腿浮腫

無菌性髄膜炎はややトリッキーだが，類上皮細胞肉芽腫を認めないだけで Crohn 病の病像に一番近いと思えてこないだろうか．実際，今回の入院に至る病歴で（ようやく）下痢症状が顕在化した．⑦は，炎症や吸収不良による低タンパク血症の要素や，③に伴って静脈還流不全となっている要素も挙げられる．Behçet 病の診断基準を満たす所見はそろわず，Behçet 病の診断はつかない．また中年発症の Behçet 病というのは相当違和感がある．しかしその一方で，Behçet 病では上記リストを満たしうる．Sweet 病は皮膚外に

症候を呈する病型もあって，好中球性の髄膜炎などは矛盾しないが，腸・腸間膜の炎症があわないように思える．染色体異常を背景とした骨髄異形成症候群があるために，自己免疫疾患様の症候（この場合 "Behçet-like" symptoms）を呈している可能性や，Crohn 病の本来の病像が歪んで不完全なものとなった可能性などが挙げられる．いずれにせよ，推測の域を出ないが，Crohn 病としての治療閾値は超えると判断した．

プレドニゾロン 40 mg/日を開始．1 週間で良好な反応を得たため 30 mg/日に減量を試みたところ，再燃徴候がないため退院とし外来管理へ移行とした．上記でアセスメントした染色体異常・骨髄異形成症候群などの検討については pending としている．今後も，診断の見直しも含めた慎重なフォローを要すると思われた．

Case 8 最終診断　Crohn 病（疑い）

> **! Points!**
> - プロブレムリストはその一時点における"静止画"でしかなく，一つひとつのプロブレムは本来は生きた，時間経過を伴うものである．
> - 未診断の熱性・炎症性病態を扱うとき，結核や悪性疾患の否定に費やす時間や負担と，一番疑わしくみえる良性・非感染性炎症性疾患の治療を遅らせるデメリットとを，よく考える必要がある．
> - 自己免疫性疾患と思えるケースで，病像が非典型すぎて診断に至らない場合でも病態が持続・反復することはある．そのときは病名確定に拘泥して治療を控え続けるのが本当によいことなのかを考え，病態を治療することも検討し，病名でなく病態の質と量の評価に注力すべきである．

Case 9 | 20歳男性 単なる結節性紅斑と思ったら

History

1歳1か月時発症の急性骨髄性白血病の罹患・治療歴のある若年男性．自家末梢血幹細胞移植後，完全寛解を維持していた．4月14日より右膝周辺の痛みが出現し，16日近医を受診し，膝関節炎として関節穿刺が施行され排液．内容不明も処方を受けたが翌日頃より38℃を超える発熱が出現し始めた．20日より両側下腿に圧痛を伴う紅斑が出現し21日に初診となった．

初診時所見

この患者の下腿の皮疹に近い性状の写真を例示する（❸）．

皮疹は両下腿伸側中心に分布し多発し，左前腕にも同様の紅斑が認められた．やや隆起した円形の紅斑でいずれも有痛性．右膝は穿刺部が創となっていて，やや膿性の浸出液を認める．

その他詳細は省くが，身体所見はほかに特記すべき点なく，血液検査では白血球 13,000/μL，CRP 2.78mg/dL と急性期炎症反応マーカーの上昇のみであった．

初診時アセスメント＆プラン

皮膚所見は結節性紅斑（EN）と考える．先行感染や下痢もなく，薬剤性以外には心当たりの病因は見当たらない．薬剤性も，服用は途中からであり疑わしくない．確定しきれないが特発性 EN の可能性も高いとして，EN に対して NSAID を定時内服として治療を開始することとした．

その後の経過

25日に再診で確認したが皮疹も発熱も改善傾向となっていた．NSAID は頓服でよいとした．5月9日の受診時には皮疹はさらに消退傾向を示してい

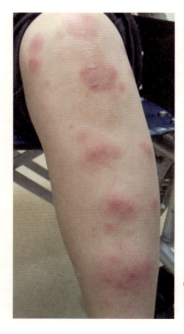

❸ Case 9 の初診時の下腿の皮疹に近い写真
（國松淳和．結節性紅斑．Medical Practice 2015；33：336-7．）

たものの，対側（左）の膝にも関節炎を生じていた．EN としての関節炎と考えて再び NSAID の定時内服を指示．1 週後（16 日）再診時，膝関節炎は改善していたが今度は両側の足関節炎の所見があり．血液検査を確認したが CRP 0.63mg/dL と抑制されていて，NSAID でコントロールしきれない特発性 EN としてステロイド治療も提案したが本人の希望で導入せず NSAID のみとした．

　帰宅後，この日の血液検査で，血液像で末梢血に 1% ながら芽球が出現していたことが判明した．19 日に再診してもらい骨髄穿刺施行（この日関節炎はおおむね改善傾向となっていた）．骨髄スメアでは白血病の再発はなかったものの，低形成骨髄で，顆粒球系では偽ペルゲル核異常，巨核球系では円形の分離多核，そして赤芽球系にも軽度の異型を認めた．また染色体異常も

判明し，以後，骨髄異形成症候群（MDS）疑いとしてフォロー開始の運びとなった．ENと血液疾患とは関連するためこちらも経過観察となった．

6月に入って間もなく，全身倦怠感と体熱感を感じていたという．一度熱を測ったら38℃を超えていて，熱があるとわかったら入院になってしまうと思って我慢していた．対症的に，たまにロキソプロフェンを服用する程度であった．6月下旬から口腔粘膜に有痛性のびらんができたり消えたりしていた．しかし発熱がおさまらないので6月末日に受診．精査・加療のため血液内科に入院となった．

入院時のまとめ

症状はほかには認めず，下痢や腹痛，視力・視野異常などなし．診察では，眼：異常なし，口腔内アフタ性小潰瘍少数散在，陰部には潰瘍なし，明らかな皮疹はなし，腹部診察で異常なし，関節炎なし，となっており口腔粘膜病変のほかに異常を認めなかった．しかし，血液検査で血球減少がみられており，白血球は14,000/μLと上昇していた一方で，Hb 8.7g/dL，血小板7.4万/μLとなっていた．再度の骨髄検査でも顕性の白血化は否定されたが，前回の骨髄評価とあわせると，2系統以上で形態異常がみられ，末梢では血球減少となりWHO分類でいわゆる「refractory cytopenia with multilineage dysplasia（RCMD）」と診断されることとなった．

発熱に関するアセスメント＆プラン

血液培養や尿培養を採取のうえ抗菌薬を投与されていたが不応．検査でも細菌は検出されなかった．CTで全身精査されたが熱源とすぐわかる病変は指摘されなかった．近い過去に結節性紅斑の診断，下肢の関節炎の反復歴，今回の口腔内の有痛アフタ，などからはBehçet病の存在を疑う．しかしながら主症状2つ（結節性紅斑・口腔内アフタ）しか診断基準を満たさず，あくまで「疑い」でありBehçet病の診断はなされない．MDSは確定的であり，これ自体の発熱もゼロではないが積極的には考えにくい．感染症の可能性は

残すとしても，Behçet病のほかにCrohn病を考えるかもしれない．しかし腸炎症状や腹痛は認めない．下部消化管内視鏡検査に関しては，もちろん施行するに値するが患者本人が拒否している．精査を完全に尽くしたとはいえないものの，不明熱的な様相となってしまった．

　入院後血液内科より不明熱精査ということで当方にコンサルトがあった．6月からの約1か月の発熱遷延である．MDS(RCMD)があり，Behçet様の症候が見え隠れしている．これをどう考えるかが焦点となった．本人からの聴取のほか，入院後からの入院の記録を詳細にみると，点滴を実施していて点滴の差し替えが異様に多いことに気づいた．なんでも，すぐ発赤して刺入部に水疱ができて周囲が強く発赤するということで，点滴留置を断念するほどであった．ここでこの患者の全経過を振り返ってみると，「初診時所見」のところで「右膝は穿刺部が創となっていて，やや膿性の浸出液を認める」という身体所見があった．これは関節穿刺の穿刺部位であり，当時関節液は培養陰性であった．もし感染症だとしてもその後NSAIDしか使っておらず，しかし膝は軽快しているので感染症としてはあわない．このように，留置点滴刺入部位や関節穿刺部位が，無菌性に(一部，化膿するほどに)炎症を起こしている．これはいわゆる「針反応(pathergy)」ではないだろうかと考えた．よって，本例ではCrohn病よりもBehçet病のほうが疑わしいと思われた．ここで，このとき血液内科でRCMDに対する治療を検討するうえでちょうどHLAタイピングを判定することになっていた．その結果，HLA B51を保有していることが判明した．

　以上より，眼症状や外陰部潰瘍はないものの，強くBehçet病が疑わしいと考えた．そこで，「特殊型(腸管・血管・神経)」の精査を加えることにした．病像の共通性からCrohn病が鑑別対象となることは既に述べた．よってまず，下部消化管内視鏡から実施することにした．

検査結果とその後の経過

　下部消化管内視鏡を計画した段階で解熱傾向となり，退院可能な体調と

なったため，検査は外来で行うこととした．7月3日に退院，17日下部消化管内視鏡の実施予定であったが，検査の数日前より再び発熱し今度は腹痛を伴うようになった．予定通り検査が実施され，回盲部に打ち抜き潰瘍を認めた．これにより不完全型のBehçet病と診断．プレドニゾロン30mg/日とコルヒチンで治療が開始された．

Case 9 最終診断　MDS関連Behçet病（不完全型・腸管Behçet）

Points!

- MDSと，Behçet病（あるいはBehçet病類縁疾患）とが共存することがあり，その際Behçet病としては非典型なプレゼンテーションでくることがある．
- Behçet病は症候群で捉え診断基準に忠実でいるべきで，そうしていないと二元論的複合病態を捉える際に混乱する．
- リウマチ性疾患/自己免疫疾患は，鑑別対象が感染症や悪性腫瘍のことが多いので，診断するのはこれらを（完全に）除外後，というように後回しにされやすいが，共存していることもあることを忘れてはいけない．

まとめ

本カテゴリーに通底するテーマは「まれ・非典型なプレゼンテーションのリウマチ性疾患/自己免疫性疾患」というものであるといえる．日頃，リウマチ性疾患/自己免疫性疾患に親和性のある診療をされているなら，ここでの内容は一読にも値しないかもしれない．単に，いつもの業務に加えて，非典型な事象に準備しろと言っているだけであるからである．

❹ 疾患のもつ臨床的特徴の頻度分布のイメージ

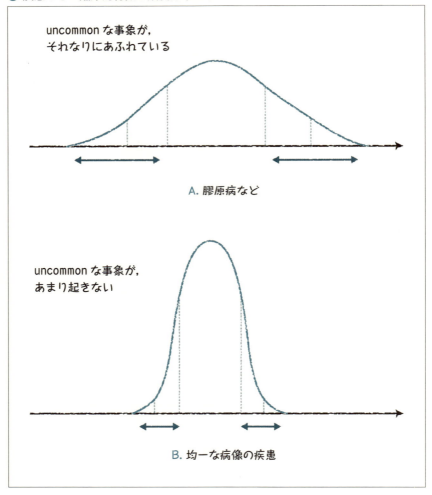

❹ Aは，膠原病など多彩な病像をとるような疾患において，その臨床的な特徴についての頻度のイメージである．バリエーションが多様でありuncommonな症候や病型をとることがありふれているため，正規分布の山

の"すそ野"が広いイメージとなる．一方極端な例になるが，均一な病像をとりうる疾患においては，よくあることがよく起こり，❹Bのように上に突出するような山のようなイメージとなるだろう．

自己免疫性疾患に関わりが少ない医師は，例えば膠原病診療のように「多彩であることが普通である」「まれな事象が起きてもおかしくはない」という認識でいつもいるわけではない．❹Bのような頻度分布を示す症候をとる疾患を多く扱う診療科の医師にとって，本カテゴリー（リウマチ性疾患／自己免疫性疾患の例外）の記述が多少なりとも，自身の不明熱診療の"バリエーション"を増やすことにつながってくれれば幸いである．

臨床では，疾患のもつ多様性にはいつも畏怖させられるばかりで，それに対処する方法を知ろうというのは突き詰めればおこがましくあり，可能なら知識量ではなく応用力・運用力で対処したいものである．「はじめに」で同様の主旨を述べたが，網羅が不可能なら，一例一例を丁寧に積み重ねて，由来する関連知識のみならず未来に類例をみたときにいかに対処するかまで掘り下げるということができるか，が勝負だと思っている．

最後に，本項では「臨床診断」ということに力を入れて論を進めた部分が多いことに気づかれたと思う．文中でも述べたつもりだが，臨床診断はリスクをはらむ．ある臨床判断をもって，（例えばステロイドの）治療を始めたとして，重要なのはその後のフォローアップである．「判断→治療開始」で終わりではない．重い重い荷物を背負って山を登っていくようなつらさがある．確定診断できずに進むのは非常に厳しくチャレンジングなことではあるがその判断が最善と考えたなら，臨床家はそれをせねばならない．臨床家はそういうキツイ職業なのである．

● 文献
1 山下裕之ら．不明熱・不明炎症の原因としての悪性リンパ腫の重要性．日本臨床免疫学会会誌 2012：35；136-43．

その4 "発熱＋炎症反応上昇"を繰り返すもの

難易度 ★★★⯪☆ ～ ★★★★☆

経過の長い繰り返す発熱から
自己炎症性疾患を見抜く

「繰り返す発熱」とだけ聞いたとき，どんな病像を頭に描くだろうか？「繰り返す発熱」が，「＝周期性発熱」を意味するわけではないことは，既に『反復するということ』(p.46)のところで述べた．患者やそれまでの担当医が「熱がない」とみなしていた時期が，本当に症状もデータもすべて寛解していたのか，をしっかり検証する必要がある．本項で意識する「繰り返す発熱」は❶のことであり❷のパターンではないことを，今一度確認することをお勧めする．

さて，このような主観に満ちた人間くさい概念的説明が子供騙しに思えてかえって心地悪い諸氏には，文献上の繰り返す発熱の一般論"recurrent fevers of unknown origin"という考え方を紹介して解説に代えたい．Knockaertの反復する発熱に関する総説[1]が参考になる．Knockaertらは1993年に45例の繰り返す発熱患者の検討[2]をしているが，この研究で用いたinclusionを「recurrent fevers of unknown origin」の定義としている．内容を箇条書きすると，

- 少なくとも2回の発熱エピソードを伴い，古典的不明熱の定義を満たすこと
- 少なくとも2週間の，発熱なしの期間があること
- 発熱なしの期間には，すっかり寛解していて炎症徴候が正常化していること

となる（❸も参照）．このcriteriaをみて，特異性を感じただろうか？　そ

その4 "発熱＋炎症反応上昇"を繰り返すもの

❶ 症状が消失する時期がある，本当の「繰り返す発熱」

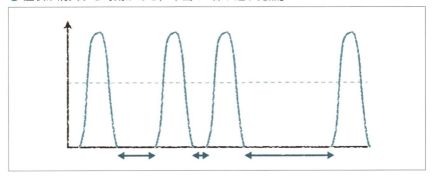

❷ 症状が消失していた時期がない「繰り返す発熱」

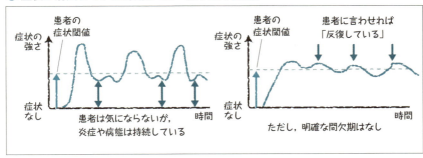

れとも「特異性など感じない．これを満たす状況などたくさんあるだろう」と感じただろうか？　これらの問いにここでは議論しないが，私は「完全な間欠期」をもつかもたないかは推論上非常に参考になると考えている．

　表題にもあるように，ここでは「自己炎症」を一つのテーマにしている．しかし「自己炎症」はあまりに大きなテーマである．そこで，周期性発熱を伴う自己炎症性疾患のうち，最も頻度の高い疾患である家族性地中海熱（FMF）をまずマスターすることをお勧めしたい．FMFは，自己炎症性疾患の基本であり，繰り返す発熱から周期性発熱を見出すことの臨床センスをトレーニングするのに向いている．述べたとおり疾患頻度も高いと思われるの

119

❸ recurrent fevers of unknown origin の定義を満たすパターン模式図の一例

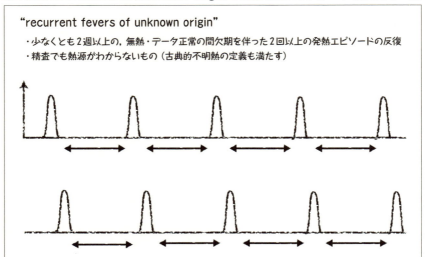

で，学んだことが机上の空論にならず臨床にすぐ活かせる．このあと呈示する3つのCaseを通して，自己炎症性疾患の臨床の一端を少し窺い知っていただけたら幸いである．

⮕目標
経過の長い繰り返す発熱という混沌とした触れ込みから臨床情報を的確にまとめ，有効な情報を抽出し，自己炎症性疾患の可能性がどれだけあるかを評価できる．

⮕このカテゴリーで想定される疾患・病態群
・周期性発熱を呈する自己炎症性疾患（FMFなど）
・結晶性関節炎

Case 10 | 25歳女性 繰り返す発熱と腸炎・関節痛のエピソード

History

　X－2年5月に下痢, 腹痛が出現し, その後嘔吐, 体重減少なども加わり, 高熱や関節痛もみられるようになったため, 近くの総合病院Aを受診した. CRPが5.2mg/dLと上昇していたこともあり, 下部消化管内視鏡が検討されたが症状軽快のためキャンセル. しかし翌月(6月)にまた同様の腸炎症状と関節痛がみられ, 下部消化管内視鏡が実施された. 盲腸～S状結腸にかけ粘膜発赤, 血管透過性低下, 浮腫, 小びらんあり. 連続性があるようにみえ, 病理結果から潰瘍性大腸炎(UC)の可能性が考慮されて5-ASA製剤4gで加療開始される. 症状がうまく軽快しないのと, 本人や家族の不安もあり不明熱として精査を受け, FDG-PET/CTが施行されるも大腸と骨髄に非特異的に集積を認めるのみであった. 精査をしているうちに解熱していた. しかしまた翌月(7月)に下痢と高熱にみまわれ, 再度その病院に入院となった. 下部消化管内視鏡が再度実施された. 前回の所見が軽快傾向で, Matts分類で2程度の活動性の低いUCで矛盾しないとされた. 関節痛も, それに伴う関節炎と思われた. プレドニゾロン40mg/日が導入されて, 著明な反応を得たという. 2か月かけて漸減中止とされた. その間に, 家族の希望もあって別の総合病院Bに転院. 改めて9月に下部消化管内視鏡が実施され, 改善傾向も炎症残存, 初めて直腸にも炎症が確認されUCの改善の経過であるとされた. ただしUCとしては経過や所見が非典型で, FMFの可能性も考慮されていた. 10月にまた下痢, 腹痛, 高熱が出現し1週続くので総合病院Bに入院. 5-ASA製剤のアレルギーを考え入院時より中止としていたところ, 入院後より症状とデータが著明に改善. CRPも陰性化した. この経過で, FMFではなく, 5-ASA高用量不耐と診断された. その後は無治療で経過観察となっていた. しかし10か月後(X－1年8月)に症状

再熱．今度は FMF を考え，コルヒチン 1.0mg/日を 2 週間投与したが「反応が乏しい」との評価で中止．9 月よりプレドニゾロン再導入．これにより改善したと判断された．今回は再発予防のためアザチオプリンを加えることとし，月末から少量（25mg/日）追加された．しかし 10 月 10 日，突然高熱が出現．アザチオプリンの薬剤熱を考えて中止するが，熱は持続．小康状態となったが，翌月（11 月）にまた発熱．しかし今度は短期間で解熱し，無症状となった．

12 月は他院をセカンドオピニオンのために受診していた．大学病院 C では，抗 TNFα薬や 6-MP 製剤の導入を勧められる内容の回答．別の病院の総合診療部では「よくわからない」とされ，関節炎に関して別の大学病院 D のリウマチ膠原病を受診し，UC に伴う脊椎関節症との判断だった．X 年 1 月に，再度発熱・関節痛が出現．2 月に不明熱の精査として当科受診となった．

紹介時のアセスメント

ここまで FMF が考えにくいだろうとの評価がされているが，コルヒチン trial の期間が 2 週間とあまりに短すぎると感じた．話を聴くと，完全に無熱の時期もあり，またデータも陰性化している時期もちゃんとある．このケースでは，患者の親がしっかりと熱を記録していたということもあって発熱カレンダーをつくってみた（❹）．また関節痛に関しては，ほぼ有熱期のみであって，聞くと頸部，股関節，肘，足首，踵とかなり無差別に訴えたが，2〜3 日のみ耐え難い痛みに襲われ，その後改善していき，動かすと軽快するという．関節のせいで熱なのか，熱で関節が痛いのかもうよくわからないとのこと．歩けなくなるという言い方もするため，痛い順を聞いてみたところ，下のほうから順に痛いとのこと．すなわち，踵・足関節・股関節の順に痛く，これら以外はそこまで痛いわけではないという．

その4 "発熱＋炎症反応上昇"を繰り返すもの

❹ 発熱カレンダー

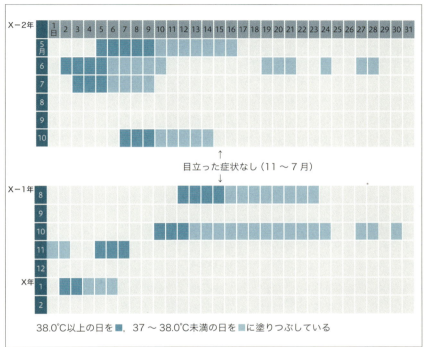

発熱カレンダーの作成と評価

　まず，きれいな周期性があるとは言い難い．しかし重要な点に気がついた．実は患者や家族が「熱がある」「熱がずっとある」「熱が下がらない」と言っていた時期でも，38.0℃以上のいわゆる高熱となっている日は実は長くて5日間だったことである（38.4℃くらいに設定すればもっと少なかったかもしれない）．■部分だけながめてみるとよい．X－2年6月やX－1年10月などは，患者の体感からすれば「熱がずっと続いてつらい」となってしまうのであろう．よって，熱について訊けば「一度出るとずっと続く」という言い方になってしまうのも無理もないかもしれない．実際には高熱は数日以

123

内であり，また無熱期も存在し，長い経過のなかで症候にはメリハリがある．このような点は，FMFとして合致している．

初期プランとその後の経過

アセスメントでも述べたとおり，コルヒチンを連日，そしてしばらく（3～6か月以上は）服用してもらうことをひとまずのプランとしたい．下痢が怖いとのことで，0.5mg/日とした．PSLは早々に漸減中止としてもらい，またUCへの追加の治療も導入せずにいてもらうようにした．

服用開始現在，この患者を3年近くフォローしているが，コルヒチン開始以後発熱，腸炎症状，関節症状の再発を1度もみていない．コルヒチンが奏効しているものと思われる．

Tel-Hashomer基準(❺)に従えば，小基準の「不完全な腹痛・関節の発作」と「コルヒチンの良好な反応」を少なくとも2つ満たすので，FMFと診断できる．「コルヒチンだけ」で完全な寛解を得られているのが何よりも根拠となっていると思われる．今回のケースの腸管の粘膜所見は，近年注目されているFMF関連腸炎と思われ，詳細なことはまだよくわかっていないが，FMFの患者に起きることとして矛盾はないものとして理解している．なお，MEFV遺伝子解析を行ったところ（大学病院にて，倫理審査も済んでいる臨床研究の一環として，指定された書面と同意書をもって，本人の書面同意を得たうえで，検査は無料で実施された．患者の希望に応じて遺伝カウンセリングすることになっていてその準備もあったが，本例では患者が特にそれを希望しなかった），結果はE148Qのヘテロ接合体の単独というパターンであった．本邦一般人のなかに20％程度は保有しているとされる変異で，これ自体が強い臨床症状を示す変異ではないので，この変異の意義を懐疑的とみる向きもあるが，FMFで矛盾しない経過がある者にこの変異をみれば，一応遺伝子変異ありとするというのが現状の見方である．

❺ 家族性地中海熱の診断基準：Tel-Hashomer 基準

大基準	小基準	支持基準	
計4項目	計5項目	特異的な1〜5項目	6〜10項目
以下1〜4における典型的な発作[a] 1. 腹膜炎（全般性） 2. 胸膜炎（片側性）または心膜炎 3. 単関節炎（股・膝・足関節） 4. 発熱のみ	以下1〜3における不完全な発作[b] 1. 腹部 2. 胸部 3. 関節 4. 労作時の下肢痛 5. コルヒチンに対する良好な反応	1. FMFの家族歴 2. 浸淫地域の出身[c] 3. 20歳未満の発症 4. 発作の程度が強くベッド安静が要る 5. 自然軽快する	6. 症状のない期間がある 7. WBC数・血沈・SAA[d]・フィブリノーゲンのうち1つ以上で異常を伴う一過性の炎症反応 8. 一過性の蛋白尿・血尿 9. 成果のなかった開腹術や正常虫垂の切除歴 10. 親が近親婚

a) 「典型的な発作」とは，同じエピソードが3回以上反復し，体温38℃以上の発熱を伴い，短期間（12時間〜3日間）であることをいう
b) 「不完全な発作」とは，疼痛性・反復性の発作ではあるものの，以下の5点のうち1〜2の点で典型発作と異なるものをいう．(1)体温38℃未満．(2)発熱期間が，6〜12時間あるいは3〜7日間である．(3)腹部発作が腹膜炎を示唆するものではない．(4)腹部発作が限局性である．(5)関節炎の場所が股・膝・足関節以外であるか，関節炎が典型発作とは異なるもの．「典型的な発作」「不完全な発作」のどちらにも該当しないものは発作として数えない．
c) 原文では「Sephardic Jew, Arab, Armenian, or Turk」とあるが，今日的な国名でモロッコ，チュニジア，アルジェリア，イラク，エジプト，ギリシャ，ブルガリア，シリア，レバノン，トルコ，アルメニア出身の人種を該当とした．必ずしもその国で出生していなくてもよく，その国の血筋をひくものであれば，この「指示基準の2」を該当とした．
d) Serum amyloid A protein：血清アミロイドA蛋白

 最終診断 家族性地中海熱（非典型）

> **! Points!**
>
> - 完全な間欠期のある，短期間で自然軽快する反復性の発熱症例に対して，家族性地中海熱を疑う．
> - 家族性地中海熱では，炎症性腸疾患の病像とかなりの部分を共有することがある．
> - 家族性地中海熱に対するコルヒチンの反応性は，日単位の熱型でみるのではなく，何週〜何か月に1回程度の発作が，コンスタントに（最低3回くらい）頓挫されるかmildになるかをもって確かめるべきで，したがってどんなに短くても3か月程度は毎日定期服用させて判断したい．

Case 11 | 74歳女性　繰り返す発熱・左腰背部痛のエピソード

History

　X 年 12 月，38℃台の発熱・左腰痛があり近医 A 受診．CT にて腰椎椎間板ヘルニアと診断され安静・NSAID・抗菌薬処方にて軽快．

　X+1 年 1 月末，37℃前半の微熱・左腰痛があり NSIAD を内服したところ症状改善．同年 2 月末にも同様の微熱・左腰痛があり NSIAD 内服にて症状改善．

　3 月 20 日に 38℃台の発熱・眠れないくらいの腰背部痛・排尿時痛があり近医受診．シプロフロキサシンを処方され 3 月 26 日 B 病院紹介受診．単純 CT にて腎結石を認め複雑性尿路感染症と診断され入院．セフトリアキソンを点滴投与され 3 月 29 日退院となった．退院時に 10 日分の経口抗菌薬（第 3 世代セフェム）を処方された．

　4 月 11 日フォローのため近医 C 受診．炎症反応は改善していたがその日の夜に再度 38℃台の発熱・左腰痛を認め，翌 12 日 B 病院受診．採血・単純 CT を施行され経口抗菌薬（第 3 世代セフェム）を処方された．4 月 14 日に近医 C にて経口抗菌薬（第 3 世代セフェム）を 2 週間分処方され，内服したところ症状が改善した．

　5 月 10 日夜にも発熱・左腰痛（部位は今までよりもやや下）を認め，5 月 12 日，近医 C 受診．炎症反応上昇を認め，精査目的に 5 月 16 日当科紹介受診となった．

　経過のまとめを❻に示す．

その他の臨床情報

既往歴：57 歳時に腰椎椎間板炎で治療歴あり（詳細不明），虫垂炎，扁桃摘
　　　　出術，脂質異常症，ドライアイ，右卵巣囊腫

❻ 経過のまとめ

	X年 12月末	X+1年 1月末	2月末	3月20日	4月11日	5月10日
症状	発熱・左腰痛	微熱・左腰痛	微熱・左腰痛	発熱・腰背部痛・排尿時痛・尿混濁	微熱・左腰痛	微熱・左腰痛
検査・診断	近医Aで,CT施行.椎間板ヘルニアと診断された			B病院泌尿器科紹介受診し,CTで腎結石あり.複雑性尿路感染症と診断	近医C,B病院泌尿器科でCT,腹部エコー施行され,複雑性尿路感染症や腎膿瘍などが疑われた	近医Cでの採血で炎症反応上昇あり
治療	安静,ロキソプロフェン,抗菌薬の内服	ロキソプロフェン内服	ロキソプロフェン内服	入院 抗菌薬点滴	抗菌薬内服	抗菌薬内服
経過	7日間の内服で解熱,腰痛改善	5日程度で改善	5日程度で改善	3日で解熱し,退院.腰痛も改善,その後10日間抗菌薬内服	20日間の内服で症状改善傾向	↓ 繰り返す症状の原因精査目的に当科紹介受診

常用薬：ピタバスタチン，オロパタジン
アレルギー歴：スギ花粉，ピリン系で蕁麻疹，ロブスターで呼吸困難
嗜好歴：飲酒なし，喫煙なし
家族歴：祖父が結核で死去
職歴：保健所のボランティア
海外渡航：5年前にニューヨーク
動物接触／ペット：なし
鍼治療，刺青：なし
腰痛について：必ず発熱と腰痛はセットで起こる．腰痛は左のことが多い（❼）．毎回寝返りを打つと"目が覚めるような"痛み，トイレに行くのもつらい．安静時痛もあるが我慢できることが多い．ただし3月20日のときは眠れないほどの痛みだった．

❼ 腰痛のある部位

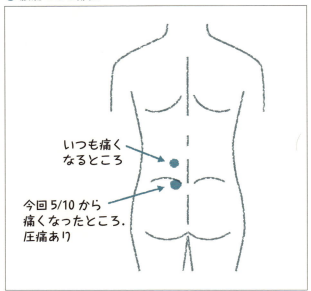

いつも痛くなるところ

今回 5/10 から痛くなったところ．圧痛あり

> 身体所見と検査結果

151cm, 48kg

BT 36.4℃, HR 71bpm, BP 145/93mmHg, SpO$_2$ 96%（room air），RR 12/min

頭部：眼瞼結膜貧血(−)・点状出血(−)，咽頭発赤(−)

頸部：リンパ節腫脹(−)，甲状腺腫大(−)

胸部：呼吸音清，S1 → S2 → S3(−)S4(−)，心雑音(−)

腹部：平坦・軟，右下腹部に手術痕(+)，腸蠕動音正常，自発痛(−)・圧痛(−)

背部：左 psoas sign(+)，脊柱叩打痛(−)

四肢：下腿浮腫(−)

皮膚：皮疹(−)

検査所見を❽に示す．

❽ 検査所見

検査項目	数値	検査項目	数値	検査項目	数値
WBC	6,930/μL	AST	19 U/L	K	4.1 mEq/L
RBC	459×10⁴/μL	ALT	17 U/L	CRP	**2.57 mg/dL**
Hb	13.9 g/dL	LDH	162 U/L	ESR	**60** mm/hr
MCV	89.8 fl	ALP	222 U/L	血液像(%)	
MCHC	33.7 %	γGTP	17 U/L	NEUTRO	66 %
Plt	27.2×10⁴/μL	BUN	10.3 mg/dL	LYMPH	23 %
Alb	3.8/dL	Cr	0.60 mg/dL	MONO	9 %
T-Bil	0.8mg/dL	Na	142 mEq/L	EOSINO	2 %
				BASO	0 %

尿定性・沈渣：異常なし，胸部X線：異常なし

ここまでの思考プロセス

　全経過を含めて，かつ網羅的にプロブレムリストを挙げるのは，難しいしストレスフルである．プロブレムリストを挙げるのは，解決のための手段であって，目的ではない．いきなり完璧なリストをつくろうとせず，いろいろ考えながら「とりあえず挙げてみる」ということをするとよい．私は"working problem list"と呼ぶとよいと思っていて，あえて日本語にすれば，「とりあえず」あるいは「作業をしながら」の problem listing ということになるかと思う．当例で私がこれをやってみると，

① 約5か月前から繰り返す，抗菌薬に一時的に反応する発熱・左優位の腰痛
②「腰椎椎間板炎」の既往

となる．これは医師によって違ってよい．

鑑別診断と次のプラン

　この時点で考えたひとまずの鑑別診断を示す．
- 化膿性腰椎椎体・椎間板炎
- 腸腰筋膿瘍

- 腎膿瘍
- 腎梗塞
- 感染性大動脈瘤
- 脾梗塞
- 大動脈周囲炎
- 腎盂炎を反復

敗血症的でないため経口抗菌薬は服用中止とし，血液培養2セット採取，腹部骨盤造影CT，腰椎造影MRIを実施することにした．

検査結果と最終アセスメント

血液培養は発育なし．腹部骨盤造影CTで熱源明らかでなかった．数日後，腰椎造影MRIを実施した（❾）．

「L1付近の炎症？」と思えたが，放射線科医の読影報告には，

> Th12/L1，L1/2の左側の椎間関節周囲に造影域がみられ，炎症と考えます．椎間関節炎を考えますが，感染よりは偽痛風のような結晶沈着性関節炎のような病態を疑います．

とあった．後半の，結晶性関節炎を疑うとの"攻めた"読影をしていることが気になったので，どうしてそこまで考えたかを放射線科医に訊きにいった．すると，数日前に施行した腹部CTを参照し直したとのこと．多断面再

❾ 腰椎造影MRI

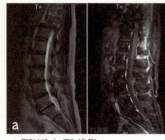

a：T2W1とT1造影

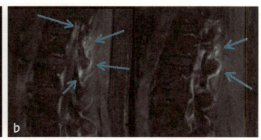

b：Th12/L1およびL1/2の，左側の椎間関節周囲に造影域

その4 "発熱＋炎症反応上昇"を繰り返すもの

❿ 多断面再構成像：腰椎レベル・骨条件（CT）

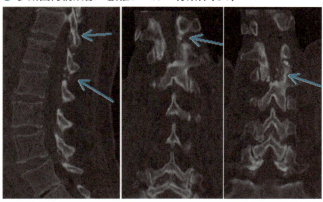

⓫ 椎間関節

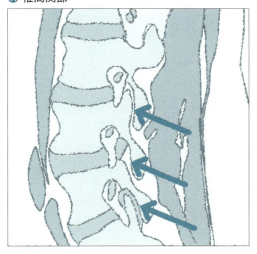

構成像（❿）をつくって見直したとのことで，これによると，ちょうどMRIの造影域付近に一致するように，複数の点状の石灰化濃度の構造がみられた（⓫）．ここで⓬を見直して欲しい．

❷ 経過表（再掲）と NSAID 内服との関係性

	X年 12月末	X＋1年 1月末	2月末	3月20日	4月11日	5月10日
症状	発熱・左腰痛	微熱・左腰痛	微熱・左腰痛	発熱・腰背部痛・排尿時痛・尿混濁	微熱・左腰痛	微熱・左腰痛
検査・診断	近医Aで，CT施行．椎間板ヘルニアと診断された			B病院泌尿器科紹介受診し，CTで腎結石あり，複雑性尿路感染症と診断	近医C，B病院泌尿器科でCT，腹部エコー施行され，複雑性尿路感染症や腎膿瘍などが疑われた	近医Cでの採血で炎症反応上昇あり
治療	安静，ロキソプロフェン，抗菌薬の内服	ロキソプロフェン内服	ロキソプロフェン内服	入院 抗菌薬点滴	抗菌薬内服	抗菌薬内服
経過	7日間の内服で解熱，腰痛改善	5日程度で改善	5日程度で改善	3日で解熱し，退院．腰痛も改善．その後10日間抗菌薬内服	20日間の内服で症状改善傾向	↓ 繰り返す症状の原因精査目的に当科紹介受診

　抗菌薬で軽快していたようにみえる経過の一部は，NSAIDのみで自然軽快していたともとれる．この部位は関節穿刺液採取が難しいが，経過，MRIでの炎症像，CTでの遊離石灰化像をあわせて総合すると，この部位の結晶性関節炎と診断してよいと思われた．本例では，明らかに再発性であるので，コルヒチンを導入して経過を観察することとし，現在もフォロー中である．現時点で再発はない．

　「椎間関節偽痛風」と臨床診断っぽく呼ぶのがこの症例では相応しいと思われるが，文献的には "crystal arthropathy of the lumbar spine" という termで検索することができる．しかし，数例のcase seriesと文献考察の論文[3,4]が散見される程度で，明らかに確立されたものがあるわけではない．一方で，当院当科ではこの症例を皮切りに，こうした椎体付近にも偽痛風がありうることに注目して発熱診療をしていったところ，未発表データであるがこの3年で6例の椎間関節偽痛風を経験している．70歳代に多く，女性

にやや多かった．ほぼ，繰り返す何らかの感染症が疑われているうちに熱源のよくわからない熱や炎症反応とされていたという経緯だった．無症候性に椎間関節に石灰化を認める頻度は不明であるが，加齢の要素は無視できない．わが国の高齢化の著しさは世界随一であり，今後はわが国が率先してエビデンスをつくっていくべき領域であろうと思われた．

Case 11 最終診断　椎間関節偽痛風

> **Points!**
> - 椎体が関係する偽痛風といえば Crowned dens 症候群が有名だが，椎間関節にも生じうる．Crowned dens 症候群同様，この部位の関節液解析は実施できないことが多く，CT で認めた石灰化の部位と，症状・身体所見の部位が一致すること，そしてエピソードごとに炎症反応が上昇することなどから，総合診断する．
> - 本例もそうであったが，通常の偽痛風と違い疼痛の部位が「関節」を想起させないから，反復する化膿性椎体炎／椎間板炎や腎盂腎炎の病像と似てしまう．
> - 炎症の精査目的に施行した腹部 CT に，実は本症の診断の手がかりである椎間関節の遊離石灰化が写っていたが，当初はそれに気づかなかった．症状のある部位，身体診察所見のある部位は，画像で丹念に読影するようにすべきである．

Case 12 | 49歳男性 発熱と側胸部痛の反復

History

X−2年12月末から熱っぽく,咳もあった.

X−1年1月末にも熱っぽく(38℃あった),2日くらいで改善.2月の始め,やはり熱があって2日くらいで改善.しかし2月下旬に右側胸部の激痛を生じ,救急外来へ.ジクロフェナク坐剤が著効して帰宅.3月の上旬にまた2,3日だけ38℃程度の発熱.この頃,大学病院Aの膠原病内科へ受診し精査を受けたが,膠原病ではないとの判断.数日だけあいて胸痛が出現し,翌日に発熱,その翌日には微熱になるも2日後には右側胸部痛.以後,持続したという.3月下旬にまた発熱し胸膜痛もあった.1日でおさまったが,数日後に反対の左側胸部痛を生じた.

4月はよかったが,中旬に1日のみ37.8℃の熱と背部痛があった.5〜7月は無症状であった.8月の上旬に発熱と胸痛で大学病院Aへ臨時受診し炎症反応がCRP 5 mg/dLほどあったという.2日くらいで軽快した.このときの担当医に家族性地中海熱(FMF)では? と言われたが,1週後にもとの主治医にかかったところ「違う」と言われた.9月〜11月はまた無症状であった.12月上旬にまた胸痛.数日続いた.別の疾患の可能性も考慮され大学病院Aの総合診療部にかかるが診断不明と言われた.総合病院Bの呼吸器内科を紹介受診となって精査されたが,そんななか12月下旬に2日ほど発熱と胸痛.しかし以後連日微熱が続き,胸膜痛も続いたという.12月末には1日だけ38℃まで上昇.

X年1月初旬にも38℃となることが1日.13日に胸痛があって,翌日に38℃の熱が出て,それらは数日続いたという.

この経過に関して,熱の原因がよくわからない状態であり,当院当科に,総合病院B呼吸器内科から紹介となった.紹介医によれば,紹介前にFMF

かどうかという目で改めて見直したとのこと．そこで，当例についてFMFを専門の一つとする大学病院の研究室にコンサルトしたという．そこでは「非典型．熱や胸痛が持続しすぎている．（遺伝子検査の適応はなく）経過観察してみては」という回答だったとのことだった．

紹介時のアセスメント

呼吸器内科医から「反復する胸膜炎」の相談がきているという構図である．結核など，病因の検討は一通り済まされていた．呼吸器内科医からみて一般的な胸膜炎の原因の心当たりがないという．FMFを考えたいが，大学の膠原病内科，FMFの専門家グループのそれぞれの医師からFMFは考えにくいとされているという状況である．

まず紹介状と本人のメモ等から，前項「History」のような情報を聴き取って整理し，症状が強いときの炎症反応が高いかどうか，また，症状がないとされた時期の血液検査で炎症反応が陰性化しているかどうかを丹念に検討する必要がある．患者の言葉は非常に主観的であり，多くの勘違いに満ちている．それは解剖学や病態生理学の包括的知識を用いた医学的解釈に基づかないからであるが，こうした患者側の因子だけでなく，その情報を医師側も独自に個々の解釈をしてしまって受け取ることもあるから，さらに真実から遠ざかるベクトルをもった認識にすり変わることがある．こうした妙な熱のエピソードを反復するときは，あまり考えずに機械的に「発熱カレンダー」をつくってしまうのがよい．

発熱カレンダーの作成と評価

⑬にこの患者の発熱カレンダーを示す．発熱以外に，胸痛が強い，NSAIDを頓服するほどつらい，といったように病悩が重い場合には「＊」を付記した．

まずCase 10同様，きれいな周期性があるとは言い難い．分析の前に，この記録から患者の苦悩を読み取りたいところである．一般に胸膜炎・胸膜痛

⓭ 患者（Case 12）の発熱カレンダー

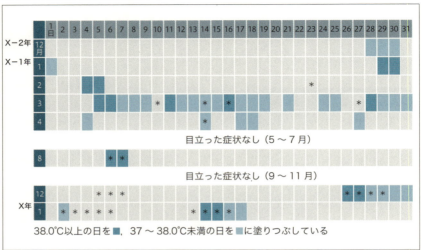

は非常に症状が強い．X−1年3月から発熱と胸膜痛を反復するようになるが，何というかこの月は明らかに「体調を崩して」いるのだろう．4月などは，結果的には高熱はなかったのだが，次の症状発来に対してある種怯えながら過ごしていたという．症状がない期間を長く経て，また再発（X−1年8月）．そして年末からX年1月にかけて同様のことが生じて苦悩が強くなり，当方に初診した際には，本人の自覚症状，自己解釈，体温やデータなどの客観事実，がそれぞれ互いに交絡してしまっていた状態であった．私は私自身で⓭のように整理し直したが，初診時，病歴聴取が非常にしにくかったのをよく覚えている．

どのようにわかりにくかったかを例示する．患者が，特に医師側からの評価尺度をもたずに自分の主観的自己評価で「つらい」と思う日を，先ほどのカレンダー上で黒く塗り記録し直してみる．すると，患者は症状やつらさを差別して述べられないことが多い（つらいときは，なおさらそう）から，⓮のようになる．

その4 "発熱＋炎症反応上昇"を繰り返すもの

⓮ 患者の「主観」に基づいて作成したカレンダー

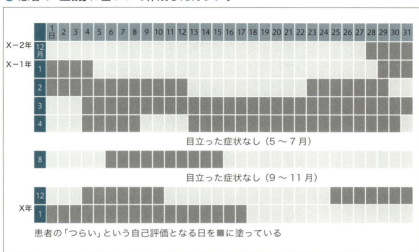

　どうだろうか．随分印象が違ったものになる．患者の述べる情報が（それが患者の悪意や知識不足とかいう問題ではまったくなく），ある程度のノイズ・歪みをもったものであるということに理解がないと，この情報がコンサルテーション時などにそのまま伝達されてしまう．この表（⓮）のような状態を「病状」として医師が他者に伝えてしまえば，それが客観事実にすりかわることすらありうる．悪くいうわけではないが，FMFのことを知るコンサルタントが，このように長い期間「症状」が続くものをFMFとは呼べないと回答するのも無理もないだろう．

　Case 10と同様の構図であり再度述べることになるが，「熱がずっとある」と言っていた時期でも，微熱の日や体調不良の日をそのままカウントしてしまうと⓮のような発熱カレンダーになってしまう．38.0℃以上の高熱となっている日は実はまったく連続せず，長くて2日間程度だったことが発熱カレンダー（⓭）からわかる．このような点から，非典型ではあるが，FMFの病像として合致している部分があるとした．

初期プラン

FMFを疑い，Case 10 同様，コルヒチンを連日，3〜6か月以上服用してもらうことをプランとした．**長い憩室炎の反復の既往がある**とのことで，腹痛を怖がり，0.5mg/日とした．

Tel-Hashomer 基準（p.125 ❺）に従えば，実は大基準を1つ（発熱を伴う3日以内のエピソードの反復，片側性胸膜炎）満たしそうではある．しかし本 Case では少し迷ったケースであることは念頭に置いておく．胸膜痛が長引いていたこともあるからだ．そこであえて典型診断にこだわらず，小基準に含まれる「コルヒチンに対する良好な反応」を満たすかどうかとともに，MEFV 遺伝子変異のパターンで判定するのがよい．Case 10 と同様の手順で遺伝子検査を依頼した．

検査結果とその後の経過

MEFV 遺伝子解析結果は「M694I ヘテロ接合体（単独）」を保有していた．M694I は exon10 に有する変異パターンで，これまでの調査でヘテロ単独であっても比較的典型的な FMF の病像を呈することの多い変異とされていて，これを保有するだけで診断的意義が高いと考えられている．この遺伝子検査解析を依頼したからには，依頼した側に FMF らしさがあったわけで，諸説あろうとこの結果はかなり総合診断としての FMF らしさを強めている．一方コルヒチンの反応性に関しては，服用開始現在この患者を2年以上フォローしているが，発熱，胸膜炎症状の再発を1度もみていない．コルヒチンが奏効しているものと思われる．以上より FMF と診断した．途中から 1.0mg/日へ量を増やしているが有害事象なく経過している．

ここで "astute な（抜け目のない，才気ある）" 臨床家なら，患者が「長い憩室炎の反復の既往がある」と言っていたことを気に留めるかもしれない．これに違和感を覚えた人も多いかもしれない．憩室炎を長年反復する，確かにそういうこともあろう．このことを後から詳しく聴いてみると，30歳の頃から何か月かに1回腹痛があり，大腸に憩室があるというのを根拠に憩室炎

の診断がついて以来ずっと腹痛のエピソードを反復しているとのことだった．そのつど憩室炎と診断されていたし，本人もそういうものだと考えていた．熱・胸膜炎と，「もともとの自分の憩室炎の体質」を，患者本人がまったく別個のものとしていたのである．

この患者は「これで憩室炎のほうも治ればいいのに」と言っていたが，実はコルヒチン服用以降，あれほど生じていた憩室炎が一度も起きていない．これの意味するところは，察していただければと思う．

Case 12 最終診断　家族性地中海熱（おそらく典型）

> **Points!**
> - 患者の主観というフィルターを通した情報を，効率よく，正しく抽出するのは非常に難しく，よくわからないと嘆くのではなく医師側から歩み寄って病歴を積極的につくる必要がある．
> - 専門家は与えられた情報で判断するので，与えられた情報が間違っているかもしれないということに，誰かが気づいてあげる必要がある．
> - 遺伝子検査結果が重要であったような結果となったが，FMFの診断においては本来は補助的に用い，重要なのは臨床診断である．粘り強く考え，しっかりフォローアップし，コルヒチンの反応性を気長に検討して，1回1回のエピソードに注目しすぎず，長い経過全体で考えるとよい．

まとめ

Case 10〜12はいずれも，感染症を否定してコルヒチンを導入したらよくなっただけでは？　といわれてもしょうがない経過だったかもしれない．

⓯ 症状の"軽快様式"に注目する

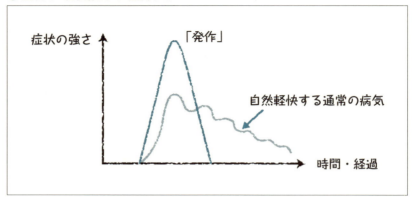

よくわからない反復する熱をみたらとりあえずコルヒチンを導入してみなさい，という結論にしたいわけでは決してないが，何か共通する病態があるのかもしれない．

本カテゴリーに通底するテーマは「発作」であるともいえる．臨床的な意味で「発作」といえば，「ないときはないが，短期間のうちに急峻に増悪するエピソード的な症状で，発作が停止すればその症状は急速に軽快する」という様子を指すといってよいだろう．「発作」らしさを特徴づけるのは，急な症状発症の部分（前半）もそうであるが，なんといっても「そうこうしているうちに，また（すぐに）戻る」という後半部分だと思う（⓯）．自然に軽快・消失していく疾患がほかにないわけではない．しかし，自己炎症性疾患でみられるいわば"軽快様式"は独特であり，急に病態自体が解除・停止したような印象を受ける．

私は今「印象論」で語っていることを自覚しているが，盛衰する経過からどのように自己炎症性疾患を見抜くかといえば，上記のような"軽快様式"を見て取り，みているものが**発作である**（かどうか）ということを認識することに行き着くのではないかと思っている．

● 文献

1 Knockaert DC. Recurrent Fevers of Unknown Origin. Infect Dis Clin North Am 2007；21；1198.
2 Knockaert DC, et al. Recurrent or episodic fever of unknown origin：review of 45 cases and survey of the literature. Medicine（Baltimore）1993；72；184-96.
3 Mahmud T, et al. Crystal arthropathy of the lumbar spine：a series of six cases and a review of the literature. J Bone Joint Surg Br 2005；87；513-7.
4 Lam HY, et al. Crystal arthropathy of the lumbar spine：a report of 4 cases. J Orthop Surg（Hong Kong）2007；15；94-101.

自己炎症性疾患，患者さんにどう説明するか？

- 先天疾患でもない，感染症でもない，がんでもない，自己免疫でもない．
- 「いったんよくなる」や「年の単位のプロブレム」は上記にはない特徴．
- 「病気になった・もらった」というのではなく，「元からある体質が（あとから）こじれてきた」状態であると説明．
- ストレスは関与する．
- 自己炎症は自然免疫の異常．
- 炎症を制御する仕組みの異常．
- 責任細胞は，マクロファージ，樹状細胞，NK細胞，好中球．
- 病変が起きやすい部位は，眼，皮膚，漿膜，関節，消化管．
- 生まれつきの病気・死ぬ病気というイメージではない（「これまでずっと元気だったでしょう？」）．
- 遺伝子は関連する（生まれつきの先天性疾患とも違う）．
- 例えば2型糖尿病も家族集積性かなりあるが「生まれながらの病」でも「すぐ死ぬ病気」でもない：それと似ている．
- 診断に関して，遺伝子検査は参考にはするが，臨床像も十分重視する（変異なしで否定できない場合が多い）．
- 「体質のこじらせ」であるならば，完璧に治さなくてはいけない病気ではない：QOLが一番大事．
- 遺伝子変異・家族歴が濃厚ならば，アミロイドーシスを防ぐための治療へのモチベーションが上がる．

その5 炎症反応が陰性でmedicalに消耗していない熱

難易度 ★★★★☆

発熱とは言い難く，機能性高体温症と呼ぶほかない困った熱

　発熱（fever）と高体温（hyperthermia）は違う．実は本項で言いたいことは，削ぎ落とすとただそれだけであり，本来「基本中の基本」なことであるのに，多くの臨床医からさっぱり理解が遠ざかってしまうとは，不明熱という臨床状況はやっぱり恐ろしいものなのかもしれない．熱が高いことを「病気があるかも」とアラート的に用いるのならよいが，体温計で計測された体温の計測値そのものが高いことをもって病気があるとは即断できない．その熱が病気に基づくかどうかは総合判断になる．ひとまず発熱と高体温の違いを生理学的な観点から簡単におさらいする（❶）．

　「発熱」という言葉には，病的な体温上昇というニュアンスがある．病原体の侵入や内因性疾患の発生により，サイトカイン刺激が入るとそのあとさまざまなケミカルメディエーターを経て結局は熱に関してはプロスタグランディン E2（PGE2）産生を刺激する系に伝わり，これが視床下部に伝わり体温を上昇させる．これが「発熱」である．一方，「高体温」はこうしたサイトカイン産生を介さない熱であり，非常に雑多な刺激が視床下部に伝わることに応じて体温が上がるだけのシンプルで原始的な機序である．言い換えれば，「高体温」では免疫というものを介さず，「発熱」は免疫を介している．ではNSAIDやステロイドが奏効するのはどちらの熱だろうか？　あるいは，無効なのはどちらだろうか？　ぜひ，これを機会に発熱と高体温の違いをよく認識しておいて欲しい．

　今，高体温においては，雑多な刺激が視床下部に伝わって体温が上昇すると述べた．これは，視床下部がいい加減な働きしかしていないという意味では決してない．むしろ逆で，視床下部の働きの間口の広さをいっている．ホ

❶ 発熱と高体温の違い

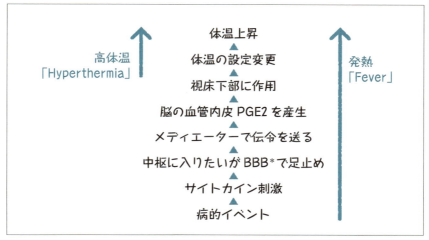

＊ Blood-Brain Barrier；血液脳関門

ルモン，自律神経，血清中の液性因子，といったかなり幅広くて要素が複雑に絡んだ"案件"を一手に引き受けているのである．

　今，体に病的なことが起きていないと仮定する．このとき体温調節は，体表での熱の放散を**ほどよくしておく**ことで行われる「体表温調節」が主たる規定因子になる．熱の産生と放散のバランスを保つことで体温は安定するのだから，もし熱の産生が優勢に揺らぐと，正常なら，体表で熱を放散させる方向へ自律神経 − 視床下部の系が機能して発汗を促し熱産生を打ち消そうとする．しかし，種々の事情で熱放散が抑制されたりすると体温は上昇したままとなってしまう．これは高体温である．

　体表温調節のバランシングは，主に自律神経の調節によるところが大きい．このとき，自律神経を介することで視床下部とのやりとりがなされているが，内因性に熱放散が抑制される要因のなかには，病的なものがある．3章で解説した「CRP 陰性の高体温型」(p.40)というマトリックス内のものたちが該当しそうである．特に Parkinson 病やその他の変性疾患の罹患，抗コ

リン薬のような発汗抑制に傾かせる薬剤の服用中，気分障害や精神疾患に伴って2次性に自律神経が障害されて発汗抑制がかかった状態，といった種々の要因により，発生した熱が放散されずに**こもって**しまい体温が上昇するのである．この機序で生じる熱は「発熱」ではなく「高体温」である．実は自律神経だけでなく，例えば甲状腺機能亢進症のようなホルモンの異常でも（これはイメージ的には放散障害ではないが），熱産生の病的過剰のために体温が上昇しうる．これも高体温である．このように視床下部は，体のさまざまな"事情"をむしろよく汲み取って，きめ細やかすぎるくらいに働いている．

この視床下部に対する刺激の種類とルートは，「発熱」たらしめるPGE2を始めとする液性因子，自律神経，ホルモンのほかにまだあり，それは「ストレス」である．そんな雑駁なまとめでよいか不安になるかもしれないが，現状ではストレスが主因であるとしか思えない熱があり，これが本カテゴリーの主題である．ストレスというのは，「メンタル」「精神的なもの」「神経質になりすぎ」「気分的なもの」「気のせい」などといったことではない．そんな簡単なことではない．体にかかる負担のすべてをストレスとしたほうが理解しやすい．「心と体は分けることはできない」という巷でよく聞くスローガンは，昨今皮肉にも医療者側からではなく患者側から出てくる．しかし今こそこの標語を，医療者も患者も心得るべきだと思う．医者は心理面をみずに体の精査だけをしていくことを慎むべきだし，患者はいろいろ調べ上げてもらったうえで様子をみるように言われたり対症療法を勧められたりしているのに原因特定に過剰に拘泥してしまう姿勢を緩めるべきである．これらの「べきである」というのは言うは易しで，ではどうすればよいか．これは私の考えでは，高体温の生じるメカニズムを理解することに尽きると思う．医師も患者も，である．

機能性高体温症（functional hyperthermia）という語があって，これは例えば脳が廃絶して絶対的に体温調節機構が破綻しているだとか，先にも述べ

たが環境障害などで高温下に長時間居続けて熱中症になっている，甲状腺クリーゼになっている，などのように熱産生自体が絶対的に過剰になり問答無用で高体温状態になっているものは「機能性」とはいわない．くも膜下出血による頭痛を機能性頭痛といわないし，出血性胃潰瘍の胃痛を機能性胃腸障害とはいわないのと一緒である．脳画像が正常の頭痛，上部消化管内視鏡で粘膜正常の胃痛というものはあるわけで，それぞれ機能性頭痛，機能性胃腸障害といったりする．**機能性高体温**もそのように理解されたい．

　ただし，機能性高体温のうち，薬剤性，発汗障害をきたす疾患，低汗症となるFabry病など以外は，先ほどから述べている「ストレス」による場合が大きい．よって，機能性高体温症のうち特に「ストレス」に起因するものを，**ストレス起因性高体温症**（stress-induced hyperthermia）と呼ぶとよいと思う．患者のなかには「ストレス」という言葉に過敏あるいはネガティブな者もいるため，大枠の言葉としての機能性高体温症という呼称のほうを私は好んでいる．実際，ストレスと決めつけることができないケースも多いというのもある．

　❷は主としてストレスが起因する機能性高体温症のメカニズムについて図示したものである．臨床症候などについては，このあと呈示するCaseで捉えていただきたいが，ここではあくまで機序について述べる．ストレスを日頃から受けやすい患者は，このような高体温症という状態になりやすい．ストレスが普段から多い（家庭内・職場トラブル，多忙なども含む），ストレス処理が下手（ためこみやすいなど），別に慢性的な疾患をもつ（あらゆる慢性疾患や気分障害，神経症といった精神疾患，心身症など），などの性質がある患者は，ある程度の時間をかけて慢性のストレス状態にある．この状態だけでもかなりの疲労であり，感受性にもよるだろうが視床下部の機能低下をきたすには十分の場合も多い．微熱がちだ，のような比較的マイナートラブルにみえることも多い．これを患者自身が問題視して受診することもある．しかしその微熱は高体温であるから，検査ではまったく異常とならない．

　ここまでは体調不良としての微熱のメカニズムを示しているが，「不明熱」

❷ 主としてストレスが起因する機能性高体温症のメカニズム

トリガーとなった
身体のエピソード
（例）交通事故，頭部外傷・脳卒中，インフルエンザ・
伝染性単核球症などのウイルス疾患，他多数

視床下部

慢性の
ストレス状態

？

体温調節の
機能障害

体温が上昇

ストレス　ストレス　ストレス　ストレス　ストレス

などといわれるようになるには，さらにここへ何か起きることで不明熱化していることも多い．それは，❷で示したように，比較的インパクトの強いepisodicなイベントが起き，それがトリガーとなってその後から（直後でもないことも多い）不明な「発熱」かのような病歴に変わる．これらのトリガーは，一見ストレスとは無関係にみえるものであり，それがゆえに患者は患者自身の熱を「ストレスのせい」とは思わないのである．むしろ身体的イベントであることがほとんどであるが，どうであれその人にかかる負担すべてをストレスというのだから，このような熱（＝高体温）をストレス起因性と呼んでもおかしくはないはずである．ただし患者がそう思ってくれるかは別問題である．念を押すが，このように増幅した熱も，しっかり精査し結果正常であれば発熱ではなく高体温である．

最後に治療にもつながる大事な点について言い添える．それは❷で示した

「？」についてである．ここまで「ストレス」の関与について述べてきたが，❷のような図解はとにかく「ストレスのせい」ということに帰結してしまう恐れがある．すなわち，ストレスが一律に困りごととしてとられかねない．これは私の本意ではない．ストレスは誰にでもあり，誰にでも舞い込んでくるものであり，ストレスと無縁である者は絶対にいない．ストレスが起因する機能性高体温を病態として考えたとき，何が最も"病理"かといえば，ストレスがかかっている・慢性ストレス状態にあることに患者自身が気づけていないことである．患者は自分のストレスに気づかず，医者はストレスが原因であることがわかっても患者がストレスに気づいていないことに気づけていない．「ストレスのせい」にしていきたい気持ちはわかるが，ストレスは空から降ってきたものではないし，誰かから移ってきたわけでもない．ストレスを"払いのけたい"という対象と思っている限り，解決に向かわない．ストレスは，自分（患者）自身のなかにあるものであって，突き詰めれば自分自身にしか制御できない．自分のペースを変えようとせず，問題解決（この場合，熱の件）を周囲のものに任せるような姿勢では症状は軽快していかない．患者はまず，実はよくわかっていない・みえていない自分自身を見つめようとするところから始め，医師はまず，患者自身が気づいていないストレスを患者に気づかせることから始めるべきであるし，もうそれしかないのである．このようなことは心身医学の専門家であれば至極当たり前のことかもしれないが，本来臨床医に広く浸透していて欲しい素養のようなものに思える．しかしまだまだ認識は低いとみる．心身医学は，専門性というより，人を扱う診療科の医師であれば必須の素養と思うのである．

　長くなったがまとめると，発熱と高体温の違いを理解し高体温となるメカニズムをよく理解しておけば，今みている「熱」が，発熱なのか高体温なのかは判別できるはずである．よくわからなくても患者の問題に取り組み続ければ，そうそう何をやっても言っても間違わない．恐れずにいろいろ取り組んで欲しい．

> **⊖目標**
> 発熱と高体温の違い，高体温となるメカニズムを理解し，そこに注目し，患者の困りごとに目を向け続ける．
>
> **⊖このカテゴリーで想定される疾患・病態群**
> ・機能性高体温症
> ・ストレス起因性高体温症

Case 13 | 16歳女性 | 高熱をずっと反復している

History

受診時（X年11月），高2．中1から発熱し出すようになる．中3くらいまでは数か月に1回，1回当たり2～3日の高熱が出ていた．しかしX-1年の5月頃から頻度が増えてきて，6月に大学病院を精査のため紹介受診．総合診療科，膠原病内科などで入院精査開始．しかし診断がつかず，以後総合診療科で外来フォローの方針となる．しかし7月以降もほぼ毎月高熱を繰り返すようになっていた．X-1年9月に林間学校があり，8月末にも高熱があったがその滞在中にも高熱．現地の病院を救急受診し途中で帰宅するなどした．9～11月はそれぞれ中旬に高熱あり，11月の診察で高熱時の有痛性アフタ性口内炎を認めたことから消化管内視鏡・CTで全身精査し直されたうえでPFAPA症候群としてシメチジンが開始された．しかし12月も運動後に高熱．学校で39.6℃となり大学病院へ直行．このとき初めて高熱時の血液検査を実施できたが，CRPは0.03mg/dL未満だった．X年1月やはり運動後に体調不良となり保健室で休んでいたが，養護教諭の目の前で発熱し40℃となった．この熱は翌日のうちにおさまったという．同月の診察で家族

性地中海熱(FMF)も否定できないとしてコルヒチン1.0mg/日が開始された（シメチジンは中止）．しかしその数日後に41〜42℃の高熱あり，5日間ほどあけて39℃台の高熱．2月はほぼ発熱なく過ごしていたが，3〜5月にそれぞれ2〜5日間程度の高熱を認めた．6月は高熱がなく，コルヒチンが効果的と思われて7月に膠原病内科へ改めてFMF疑いとして紹介．紹介後，8月にも38〜41℃の高熱が出たのでコルヒチンは1.5mg/日としたが下痢がひどく忍容できず1.0mg/日へ減量．9月上旬に1週間40℃の高熱が連日（朝は平熱で，日較差がある熱型）．数日あいて，ある日学校でまた高熱が出現し養護教諭が救急要請してかかりつけ大学病院へ搬送されることがあった．このとき39.0℃で医師が診察し体熱感あり．そのまま入院し翌日朝は平熱，お昼にまた高熱．このような熱を医療者の前で6日間連日繰り返した．体温は腋窩で測定するが，検温は看護師あるいは医師が行い，計測時の腋窩を触ると発汗はないが熱感は体温が相当あったことは複数回確認された．また血液培養も反復したが陰性．この入院の退院後，コルヒチンを休薬したが，熱のパターン（頻度や日数）は不変であり，X年10月から11月にかけて高熱を反復したという．この経緯で，膠原病内科担当医もFMFの診断について疑問となり不明熱精査目的でX年11月に当方に紹介受診となった．なお，*MEFV*遺伝子解析は施行されており，E148Qのみをヘテロ接合体で保有していた．前医では，10%のFMF患者にみられるという「コルヒチン不耐（不応）例」ではないかという意見もあり，場合によっては生物学的製剤（抗IL-1β阻害薬）の導入も検討されていたという．

検査結果のサマリー

まず病歴でも述べたが，高熱時・無熱時どのタイミングで採られた血液検査においても，CRPは一貫して陰性だった．また，❸にリストしたいずれの検査でもすべて陰性・異常なし・病的意義のある所見なし，といった"negative study"であった．

❸ **Case 13 の全経過で実施された検査**

- 血液検査(ほぼすべての項目：大学等でしかできないサイトカイン量測定検査も含めて)，血液培養複数セット，腰椎穿刺，骨髄穿刺(2回)，自己炎症性疾患の遺伝子検査，検便など
- 胸腹部造影 CT，全脊椎 MRI，頭部 MRI，心臓超音波，腹部超音波，ガリウムシンチグラフィー，FDG-PET/CT
- 上部・下部消化管内視鏡

熱についてのアセスメント

アセスメントの前に，本例の「熱」についてまとめる．

熱は長くて1週間，短いと2日間にまたがるが，いわゆる稽留熱とはならない．日中，運動後に多いことがあるが，そうでないこともある．41℃台の熱が出ればさすがに元気がなくなるが，38〜39℃台程度では元気である．随伴症状は，強いて言えば頭痛．有熱時のみ．間欠期は元気で，経過全体で消耗感はない．コルヒチンが導入されるまでの経過では，発熱は3日前後だったが，受診までの4〜5か月は1週間程度まで連続することが多くなったのと，間隔もあいて2週間，少ないと間欠期が1〜2日間くらいになってしまってきていた．

総じて，経過の前半は周期性があるようにみえた．発熱期間も短かった．そのため，炎症マーカーの上昇と漿膜炎症状はなかったもののFMFと思われていた経緯があったと思われる．コルヒチン不耐という評価がなされそうになっていたが，この考えはFMF確定例に適用したほうがよい．いうまでもないが，FMFでない熱はそもそもコルヒチンが無効であるわけだから，これをコルヒチン不耐とみなす誤謬を犯してはならない．このケースでみられる「熱」は，「発熱」よりも「高体温」の可能性が高いと思われた．高体温症らしさを評価するためのポイントを❹に示す．本例ではこれらを全部満たしていたことになる．

❹ 高体温症らしさを評価するためのポイント

- 持続する，医学的な消耗感がないこと
- 医療者が眼前で計測し確認した体温上昇であること
- 医療者が患者の皮膚を触り，体熱感を非局在性に認めること
- 炎症反応上昇に基づかない熱であること
- 血液培養が陰性であること
- 不明熱精査で実施されるような諸検査で正常が確認されていること
- 解熱作用のあるはずの薬剤(アセトアミノフェン，NSAID，ステロイド)が奏効しにくいこと

患者の不安と落胆

　まずこのケースで実施された数々の検査をながめ直して欲しい(❸)．成人が受けたとしても相当負担のかかる検査である．患者は，熱の原因がわかるかもしれないから，つらくても期待をもって言われたように検査を受けるのである．それらが正常だったときの患者の気持ちを考えて欲しい．医師は，原因を追究しているわけであるしそれは正しい．しかし患者が求めているのは安心である．これは保証を求めているのとは違う．むしろ安易な保証は次の落胆を強くする可能性がある．安心を与えることを，「診断をつける」ということではなく，「症状に取り組む」ことで換えてあげて欲しい．熱を和らげる方法を模索する，熱以外の問題があればそれをよくしてあげる，なども十分立派な「熱への取り組み」となる．先ほど「保証」について触れたが，我々は，大丈夫であるという保証はできなくても「大丈夫そうである」という意見は述べることはできる．ここまではわかっていても，医師という職業の性質上難しいようである．「○○はまだ否定できていない」「可能性は低いが○○はまだ調べていない．が，私は専門でないのでわからない」「100%大丈夫と言いきれない」という物言いをしてしまう．しかし，一定のラインまで調べたらあとは「病気はなさそうである」との意見を明確に伝えることは

非常に効果的であると私は思っている．そのためには，診断名がつかないでいることの潜在リスクを層別化・定量化する必要があり，それをするには傾聴だとか優しさだとか心身医学的なアプローチの質とかではなく，実は身体的な内科診療能力にかかっている．職業上，医師が真実を証明することや非存在証明をすることはできない性質があるのは承知しているが，患者を安心させるのもまた医師の役目ではないだろうか．医師が「わからない」「不明だ」と言うのはよくみかけるが，励ます姿はあまりみない．

小児・思春期特有の問題

　このケースのような経緯では詐熱の可能性がある．詐熱は虚偽性障害という精神疾患の一つであり，本書のカバーする範囲と筆者の能力を超えるので詳述しないが，疑っても嘘をあばこうとするスタイルでやるべきでない．また，熱をつくる場面を確実に目撃したとしても，それを確認するだけでよい．本人に認めさせたり問い詰めたりしてはならない．"大人のやり方"で粛々と確認すればよい．小児・思春期といえば，「ストレス」の問題に尽きる．これは単にストレスの量や機会の多さをいっているわけではない．小児・思春期の児は，ストレスを健全な形で行動化することによって発散しているが，身体が健全でないとストレスがたまる．たまったストレスは言語化することによって解消しようとするが，小児・思春期の子供は気持ちを言葉にすることが下手である．子供は大人同様，学校の友人や教師，家族など種々の人間関係を形成するが，大人ほど流暢に自分の思いや考えを好きなときに言葉にすることが難しいということを忘れないようにしたい．

最終アセスメント

　このケースは典型的な小児・思春期型の機能性高体温症である．ストレスの有無について直接的に訊くことが"野暮"あるいはあまり意味をなさないということは察していただけるだろうか．子供は気持ちを言葉や行動にして大人にわかりやすく伝えること自体が下手なのである．医師からみて「うまく

言えない子だな」と思えば，それはそれまでであって，それをもって「ストレスはない」と帰結してはならない．「ストレスがあるとは言っていない」という理由で，ストレスがないことを否定できない．

Case 13 最終診断　機能性高体温症（小児・思春期型）

> **Points!**
> - 小児・思春期年齢では，驚くほど高熱の高体温症となりうる．
> - 過剰すぎる検査は，考えや気持ちをよく咀嚼できない者に対しては，かえって心理的に追い詰めることになるかもしれない．
> - 真実を証明するのではなく自分（医師）の意見を伝える形で「大丈夫でしょう」と明確に述べ，ただその一方で小児・思春期特有のストレス形態を意識しつつ患者の問題（症状）に目を向け続けるということが大切．

Case 14 | 40歳女性　熱がずっと続いている

History

1年前の9月の聴神経腫瘍摘出術後より熱が出続けているというのが主訴．手術は成功している．熱がおさまらないので11月に大学病院総合診療科を受診．不明熱の精査として，血液培養6セット，胸腹部造影CT，上部・下部消化管内視鏡，ガリウムシンチグラフィなどで熱源なし．循環器内科コンサルトで心内膜炎の精査，リウマチ膠原病科コンサルトで膠原病の精査を依頼したところ，否定的との返答．血液検査ではかなり広範囲の項目を調べ陰性所見．脳画像は同大学病院脳外科で定期フォローされているが，受診1か月前のもので以前のものと著変なし．

37〜38℃の熱以外は特に随伴症状がなく，状態もよいため肝生検・骨髄生

検は見合わせて経過観察している最中，一度精査のためと思い，熱の発症から1年となるタイミングで紹介受診となった．なお，熱は毎日出ているという．

情報の追加

既往歴
　3歳：脳膿瘍　手術あり
　23歳：転倒による頭部外傷および外傷性くも膜下出血
　39歳：聴神経腫瘍　手術

発熱について　※本人記載の熱を記録したノートを持参
　聴神経腫瘍の手術より前にはなかった．夕方に高い傾向にあるがまちまち．連日38℃ちょうどくらいの熱が続くこともあれば，朝は微熱であることも．この1年で38℃後半となったのが数回，39.0℃となったのが2，3回．NSAIDは全然効かないという．発汗は適度にあり．

その他
・この1年，日々別につらくはないが，38℃前後になるとだるい．
・聴神経腫瘍は大きいと言われ，「取りきれなかった」と言われた（頭部外傷後のフォローで定期的に脳画像を撮っていたのに，聴神経腫瘍が見逃されていたという）．
・家族からみて，記録を細かくつけているが，不安や焦りとかではなくもともとそういうことを淡々とやる人だったと．生活上は別に意欲が下がったとかではないものの，趣味をしなくなったりと活動の量は低下しているとのこと．

初診時アセスメントとプラン

　ちょっとうつろな表情にもみえるが元々このような表情かもしれない．緊張は強くない．診察時は37.2℃で，体熱感はさほどなく本人も今はつらくないと言う．皮膚は乾燥も湿潤もなし．診療情報提供書には採血データすべてと，画像データが入っており，それらのうちとにかくまずCRP値の推移を

確認する．すると，確かにいつも陰性であり，数値も 0.01 ～ 0.03mg/dL というレベルであった．

　以上，1年も熱が出ているにもかかわらず消耗せず臓器障害をきたしていないばかりか，生活が崩れるほどの体調不良となっていない．また，CRP も一貫して陰性である．身体診察では，Parkinson 病など発汗障害をきたしうる病態は疑えなかった．Behçet 病を示唆する皮膚所見や粘膜所見，病歴は認めなかった．機能性高体温が疑われる状況であると考えた（❹〈p.151〉もおおむね満たす）．ストレスの有無についての質問には「特にない」との回答だった．

　成人の機能性高体温症では，小児・思春期と違って，熱の grade が低いこと，またストレスの内容に関して不安・焦燥・衝動性が強くないことなどの特徴がある．「ストレスに無自覚」という点は共通している．成人ではストレスの1個1個の強さはあまり突出せずにその代わり多彩である，あるいは強いストレスに自己対処が拮抗して結果的に突出したストレスにならない，といった傾向もある．

　プランは，念のための除外をすべく未検査だった以下の検査．もし異常なければ機能性高体温としてフォローしていきたい．

- ACTH/コルチゾール測定
- 髄液検査

その後の経過

　上記のホルモン検査，髄液検査はともに正常であった．よって機能性高体温症と思われた．そのうえで迷われるのは，このケースで目立つ「頭部外傷・脳外科手術」の既往である．しかし聴神経腫瘍の手術後の高体温であり，脳の器質的な要素も高体温形成に関与しているかもしれない．また，目立たないが手術にまつわる不安・不満もストレス形成に関与したかもしれない．この症例ではまず，survey する限り隠れた病気はなさそうであり「放置しておいても体に害はない熱ですよ」と説明し，高体温となるメカニズムについ

て説明した．そして，てんかんの既往がないことを確認のうえ，脳器質疾患罹患後の自発性低下の改善に対してアマンタジンを 50mg 分 1 で開始したところ，内服 3 か月で 38℃に達したのが 1 回，37℃後半も 2，3 回，1 日を通して 36℃後半〜 37℃前半という日がほとんどとなった（この薬剤選択については p.228 〜 229 で解説）．この時点で反応良好と判断した．アマンタジンは継続とし，さらに 3 か月後再診時には 38℃に 1 回達したものの患者自身が「熱は出なくなった」とし，もう途中から熱を気にしなくなり年余にわたって習慣となっていた体温を細かく記載するノートもつくるのをやめたという．以後も処方は継続しているが，毎回の診察では熱のことはほぼ話題にならず，別の身体の相談が主となっている．今後も経過を観察していくことにしている．

Case 14 最終診断　機能性高体温症（成人型，脳器質因あり）

> **Points!**
> - 身体負因が重なれば，成人も高体温となる．
> - 本例は，頭部外傷後にみられる neurogenic fever とは厳密には異なるが，似た病態の要素もあったかもしれない．
> - その一方で，やはり❷で示したメカニズムによりある程度はストレスが起因する機能性高体温症であった可能性が高いと考えられた．

Case 15 | 45歳男性　熱・倦怠感がずっとある

History

X − 1 年 9 月頃からだるくて微熱があることに気づいた．10 月に上気道炎症状があったのでかかりつけ医を受診．処方を受けその症状は軽快したが微

熱は改善せず，11月になってもまったく軽快しないので，大学病院を紹介受診した．受診科は，咳・痰が若干残っていたこともあって呼吸器内科だった．広範囲の血液検査，血液培養，全身のCT，心臓超音波などが実施されたが異常なし．12月になっても微熱傾向であり，しかも中旬ごろインフルエンザA型に罹患．治癒直後はよかったが，下旬ごろよりまた同様の微熱が続くようになり，しかも罹患前より少しgradeが高くなってきたという（37.5～38.0℃くらい）．X年1月に入り，やや落ち着くがそれでも続くので同月下旬に当方を紹介受診した．

初診時所見

162cm，79kg．元来非常に汗かき．この点に変化なし．タバコ・アルコールはしない．受動喫煙はあり．仕事はPC業務，ソフトウェア開発，非常に多忙．家族歴は母方にがんが多い．独身で，一人暮らし．

身体所見は，皮膚は湿潤しており頭頸部は発汗が多い様子．診察時37.1℃．他バイタルサイン異常なし．

熱のことを含めた問診結果

熱はあっても出勤はできる．頭痛が加わるとかなりつらい．咳っぽいというか，痰が奥で絡む感じはいつもある．結構前から．悪寒なし．食欲あり．汗はもともと多い．便は大体いつも軟便．熱に関して解熱剤は効かない．睡眠は，寝つきはたまに悪いが，途中で起きることもたまにある．朝はだるいけどそれは前々から変わらない．

「別に熱にこだわってるわけではないんですけどねえ．何ですかねえ．すごく気になっちゃうというわけじゃないんだけど，気にはなる．仕事はそりゃあ忙しいしストレスはありますけどそれは前からだし仕事ですしねえ．人は少ないので仕事はあまり休めない．24時過ぎまで残業していることがほとんど」とは本人談．

初期アセスメントと初期プラン

血液検査は比較的定期的に実施されておりいつも CRP は陰性．その他の項目にも異常なし．器質因・内科疾患はこれまでの精査ではほぼ否定されている．発汗は障害どころかむしろ多く出ている．かといって熱産生が過剰となる病態も見当たらず，発汗に関しては体質と考えるのが無難であろう．微熱の訴えからまだ 4 か月ではあり，厳密に何がしかの身体因の存在は否定できないものの，熱に関しては高体温が疑わしいと思った．

業務上の身体的ストレスはあるものの，心理的なストレスはあまりないようだ．また，仕事以外のストレス因子が見当たらない．成人で明らかな併存症が見当たらず，ストレス因がはっきりしないタイプの機能性高体温症と思われた．患者は，「熱があってつらい」という割には実際に自分がとっている行動はフルタイム出勤＋残業を継続するというもので，原因特定への強い拘泥はないものの，心身相関の認識不足はありそうである．

内科的精査の具体的な考え方やアプローチに関しては，本書の姉妹書（？）である『内科で診る不定愁訴』（中山書店）を参照されたい．本例では，甲状腺ホルモン，副腎皮質ホルモン，下垂体ホルモンを測定することとした．

その後の経過

上記ホルモン検査はすべて正常であった．症状には困っているということなので，対症的に黄連解毒湯を試してみることにした．しかし 1 か月半程度の服用でもまったく変化がなく，柴胡剤を加えようと考え四逆散を足してみたがそれでも無反応．この内容で 2 か月以上は継続するも変化なし．これらの経過で，反応がないどころか，めまい，頭痛，咳，痰，下痢，入眠困難，関節痛，発汗増多，息が苦しい感じ，等々，どれも持続はしないがあれこれと出没し，不定愁訴的様相となってきた．軟便傾向もあるため，漢方は半夏瀉心湯としたがこれも奏効せず．原因に拘泥までしないものの，検査結果が正常であることをどことなく受け入れられないようで，症状の訴えは持続的．一方で行動の変化はみられず，一度他院に頭痛を主訴に受診し頭部

その5 炎症反応が陰性で medical に消耗していない熱

　MRIや髄液検査を施行されたがやはりまったく正常だった．「息が苦しいことがある」と言うことが多くなったが，酸素飽和度は正常．胸部レントゲンなども適宜行い，耳鼻咽喉科受診などもしたが異常を認めず．過換気発作なのかとも考えるようになり，そうすると実は内面は不安緊張が強いのかもしれないと考え，抗不安薬や睡眠薬を使用したが不応．そこでX年7月，特に抑うつ気分も強迫症状も明確でないものの，ごく軽度の強迫あるいはパニック的機制が働いているものと考え，患者に同意を得てSSRIであるエスシタロプラムを10mg分1で開始することとした．ところが1か月後の再診時にもまったく変化なし．薬は飲めているという．用量を20mgとし経過を3か月間みてみたが，微熱・倦怠感が変わることなく，本人としては体調が戻らないと訴え続けた．エスシタロプラムは断念することとした．

　困っていたところ，会社の検診で便潜血陽性となり，近医で下部消化管内視鏡を受けたという．結果は粘膜に異常はなく正常であった．軟便・下痢傾向も機能性のものが疑われた．検診で150/110mmHgほどの高血圧を指摘された．血圧を自己測定してもらったところ，朝の血圧が高いことがわかった．血管リスクや事前評価をしたうえで高血圧にも介入することにした．熱や発汗等のことでみていたので，少し変法ではあるがα遮断薬であるドキサゾシンを導入することにした．0.5mg分1眠前内服とし，2週ごとに漸増した．2mgまで増量した時点でも十分な降圧とならず，しかも熱や発汗に関しても大きく変化はなかった．この時点でX+1年5月のことである．6月の再診時，患者本人の希望もあり，血圧に関して近くの循環器専門のクリニックを受診した．そこでは心臓超音波，24時間血圧測定，ホルター心電図など一式の検査をやることになっていて，そのなかに血圧上昇の潜在的な悪化因子の検索としてアプノモニターも実施されたとのこと．その結果，重度の睡眠時無呼吸症候群（SAS）であることが判明．早速CPAP（continuous positive airway pressure）を導入された状態で再診となった．

最終アセスメント

今後の経過も注視する必要があるが，現時点ではこのケースで高体温・倦怠感の改善を阻害させていたのはSASであったと思われた．SASが高血圧の悪化因子となり，また種々の体調不良の原因になることは知られている．独居の男性の「いびきはないと思う」という問診を信じてしまったことは迂闊であった．肥満，モーニングサージ型の高血圧が若年にみられていたこと，熱に関し種々の介入に不応だったこと，経過のなかでところどころ息切れや呼吸苦の訴えがあったこと，頭痛などの不定愁訴傾向となったこと，などすべて振り返ればSASで矛盾しない情報であった．以後の診療はSASと血圧のコントロールとなると思われたため私の外来はいったん終診となった．しかしCPAP導入でSASが改善すれば，身体的ストレスが改善してくるはずなので，徐々にではあると思うが高体温も改善されていくと思われる．

このように，成人の機能性高体温では一見すぐにわからない併存症をもっていることがあり，それが高体温のストレス因，悪化因子，そして改善阻害因子となり，熱が遷延してしまうことがある．この状態を不明熱として捉えられてしまう事例が多く，機能性高体温症の一つの臨床型として注意したい．このケースの場合，「発熱」の原因となる疾患は確かになかったが，「熱（高体温）」の背景因子はあったわけである．高体温症であると診断してからがスタートともいえることを実感した．高体温症の診療では，診断は"きっかけ・一区切り"に過ぎず，フォローアップが本番であるとしたい．

Case 15 最終診断 機能性高体温症（成人型，身体因あり）

その5 炎症反応が陰性でmedicalに消耗していない熱

> **! Points!**
> - 身体負因の併存が，すぐにわからないケースがある．
> - ストレス因に対処しなければ，薬物治療は効果的とならない．
> - 患者も医師も気づけないかもしれないストレス因子があることに，意識的であるべきである．

まとめ

高体温症の歴史，治療につなげるための分類の試み

　本カテゴリーでは機能性高体温症を話題にした．ここまで特別断らなかったが，私が「小児・思春期型」と記述したものは従来でいう「心因性発熱（psychogenic fever）」に対応し，私が「成人型」と記述したものは従来でいう「習慣性高体温症（habitual hyperthermia）」に対応していると考えていただければよい．

　心因性発熱は小児によくみられる心身症として，少なくとも1900年代から心身医学の分野で認識されていたという．一方，習慣性高体温症の歴史は浅い．ちゃんとした最初の記述は1932年，Reimannによる報告[1]が重要と思われる．これは，病的意義が明らかでない37℃台の微熱をきたす人たちを"habitual hyperthermia"と分類した論文で，体裁はcase reportとなっている．詳細な観察が記述されている．23歳女性が19歳から熱が出ていて，月経が関与しているのではという示唆と，運動や精神的緊張時に上昇している傾向にあったという症例だった．ただし，この論文を読むと"習慣性高体温症"自体の記述はこれより前からあり，一番古いのは1917年のMoroの論文[2]であることがわかる．これは私の力不足なことにどうしても入手できなかった（どうやら英語ではなく，おそらくドイツ語の論文）が，タイトルが

❺ 機能性高体温症の臨床分類

- neurogenic fever
- 非 neurogenic fever
  ・小児・思春期型(child/pubertal type)
  ・成人型(adult-type)
  ―身体的併存症あり
  ―身体的併存症なし

"Habituelle Hyperthermie"となっている．37.2～38℃くらいで変動する元気な3人の子供を報告したものだという．こうして認識されるようになった習慣性高体温症は，時を経て不明熱という概念ともクロスオーバーした．1961年，Petersdorfら[3]は不明熱の定義において「華氏101度以上」とし微熱を不明熱に組み入れなかったのは，実はこうした習慣性高体温症のような病的意義の乏しい熱を除外するためだったといわれている．

本邦では，こうした心因性発熱あるいは習慣性高体温のような熱の臨床においては，九州大学の岡孝和先生による多くの業績が参考になる．この分野をつくったともいえ，偉業であると思う．それら全部は引用しないが，本項の私の記述全体の底となっているのは，多くが岡先生の論文や記事であることは，ここに明記しておきたい．岡先生は，心因性発熱という病名をつけることに（私と同様の理由で）ためらわれているとして，「私自身は機能性高体温症(functional hyperthermia)と呼ぶほうが，患者や家族のスティグマとならず，より病態を反映した適切な病名であると考えている」と書かれている[4]．これに私も非常に賛同し，機能性高体温症と呼び患者にもこの呼び方で伝えている．本章より前の他章で断りなくこの「機能性高体温症」という語を使っていたが，その背景を遅ればせながらここに述べさせていただいた．

❻ 狭義の neurogenic fever(NF)の定義

- malignant hyperthermia が除外されていること
- 18 歳以上の成人であること
- 外傷性脳損傷(traumatic brain injury：TBI)後に生じた熱であること
- その TBI は入院するほどであるが，2 週後の時点で生存していること

最後に，機能性高体温症における私なりの臨床的分類について提案する(❺)．

"neurogenic fever(NF)" というのは定義がある．正しくは "NF after traumatic brain injury(TBI)" と呼ぶべきもので，狭義には❻のように定義される[5]．

TBI の具体例としては，外傷性硬膜下・硬膜外血腫，外傷性くも膜下出血，脳挫傷，外傷性頭蓋骨骨折などである．❺❻からわかるように，内科でとりわけ不明熱として扱うような熱はほぼ非 NF であり，内科で診療していればこの定義(❻)にあてはめる機会自体少ないはずである．

次章で述べることになるが，機能性高体温症の臨床では，診断と治療を二分することができない(というか，してはいけない)．治療がどんな方向性になるかを考えながら診断・分類も考えていくということが必要である．そこで，これを踏まえ❺のそれぞれが臨床的にどのように分類されていくかをアルゴリズム的にまとめた図を示す(❼)．治療について解説する次章でもこの図を用いるので，適宜参照されたい．

❼ 機能性高体温症の臨床的分類のためのアルゴリズム

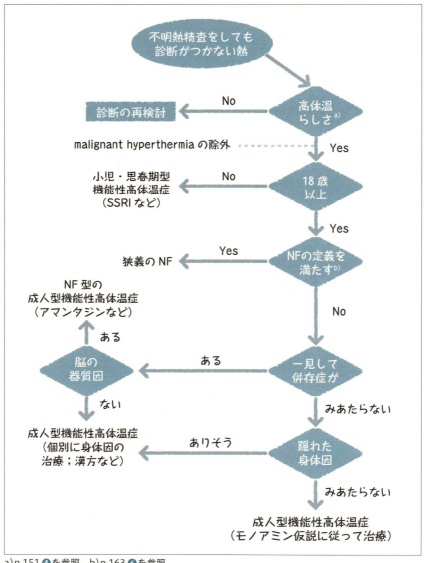

a) p.151 ❹を参照　b) p.163 ❻を参照

● 文献

1 Reimann HA. HABITUAL HYPERTHERMIA. JAMA 1932;99(22);1860-2. doi:10.1001/jama.1932.27410740001012
2 Moro E. Habituelle Hyperthermie. Monatschr. f. Kinderh, 1916;14(214);1916-18.
3 Petersdorf RG, Beeson PB. Fever of unexplained origin:report on 100 cases. Medicine 1961;40;1-30.
4 岡孝和. 心因性発熱のメカニズム. 児心身誌 子どもの心とからだ 2014;22;295-305.
5 Thompson HJ, et al. Neurogenic fever after traumatic brain injury:an epidemiological study. J Neurol Neurosurg Psychiatry 2003;74;614-9.

番外編

コンサルトされる不明熱

難易度 ★★★★★ 炎症か腫瘍か，それが問題だ

　難しい不明熱とされているもののなかには，精査のもれやアセスメント不良，「振り返ればこれを見逃していた」といったある種の neglect/human error な状況といったものはもはや除かれ，複数の医療機関で濃厚に精査されてもどの疾患にも rule-in しきれず，場合によっては臨床診断されうる疾患にひとまず分類（暫定診断）されて，NSAID，ステロイド，免疫抑制剤，生物学的製剤，コルヒチンなどの治療介入を trial 的にしてみても解決されないもの，があり

- かなり長期間の熱あるいは長期間のあいだに発熱エピソードをたくさん反復
- 非特異的な皮疹の発現・消退
- 経過中みられる血球減少
- 成人 Still 病，自己炎症性疾患，結節性多発動脈炎などとされていた時期がある
- 複数回の骨髄穿刺でも診断がついていない
- 複数箇所・複数回の生検でも診断がついていない
- FDG-PET などの機能画像でも熱源や biopsy site がみてとれない

のいずれかに複数該当し，結核を含む感染症，リンパ腫を含む悪性疾患，5章で述べてきた検討などを経て自己免疫疾患・自己炎症性疾患含めたすべてを，繰り返し検討しても分類できない炎症病態，というものがある．確かにある．いわゆる「リンパ腫っぽい」「結核を否定できない」といった群とは分けて考えているのだが，このニュアンスが伝わるだろうか？　とにかく謎

の炎症病態クラスターである．院内外問わずコンサルトがくるもののなかで，最も難しいと思われるパターンである．私はこれを「不明熱のなかの不明熱—FUO of FUO」と呼んでいる．

　こうした群に相当する患者を追いかけていくと，ノー・エビデンスでたいへん恐縮だが，個人的経験ではほとんど血液腫瘍の診断となっている．もちろん最終的に，である．血液腫瘍が診断される前の疑い病名としては，Crohn病などの炎症性腸疾患，Behçet病/Behçet症候群，成人Still病，周期性発熱を主徴とする自己炎症性疾患（TNF受容体周期性症候群〈TRAPS〉，家族性地中海熱〈FMF〉）などを経験した．念を押すがこれらはすべて擬似症である．また，もともと確定された血液腫瘍が先行していて，その後に原病の進展，感染の併発，別の炎症病態の合併のどれであるか非常に迷う症例も，本カテゴリーに入れてよいと思われる．

　このような病態でcomplicatedした血液腫瘍は，最終的に骨髄異形成症候群（myelodysplastic syndromes：MDS）または骨髄異形成/骨髄増殖性疾患（MDS/myeloproliferative neoplasms：MPN），および急性白血病だった．ある時点でどうやっても完全に不明で，いわば完璧な不明熱・不明炎症と関連する血液腫瘍というのは，MDSあるいは白血病と思われる．

　"preleukemic state"というtermは文献上の記述が既にある[1]．しかし，血液学あるいは臨床全般の診断の向上もあり，あまり注目されない病態・概念となっていたように思う．不明熱診療にあっても，画像検査の発達や検査精度の向上でやはり同様に原因疾患の疫学が変遷したが，FDG-PET/CTなどの登場もあって不明熱の原因疾患に関しては「多様になった」というよりも「どうやっても診断できない"その他"的ある一群へ収束」という変化を遂げているように思われる．この変化は「今」起こっており，よって必ずしも皆がそう感じられない部分ではあるだろう．私がここで興味深いと思うのは，死語のようになっていた"preleukemic state/condition"という語が，診

断の進歩によって巡り巡ってまた（不明熱診療の枠組みのなかでではあるが）浮上してきたように思えることである．「pre」であるがゆえに，その時点でどんなに精査しても診断ができないが，いつか leukemia になるかもしれないという状態である．

　最後に，非血液専門医のために，MDS について付記しておく．「MDS」とだけ聞いて，どんな病態を思い浮かべるだろうか？　正確に説明できる人がどれくらいいるだろうか？　正確だとして，その人たちの考えの一致率はどれほどであろうか？　MDS は，将来白血化する前がん病変のように捉えられたり，異型性があって染色体異常がある幹細胞のクローン異常だと正攻法で捉えられていたり，またいまだに「高齢者＋汎血球減少」という病気と捉えられていたりと，なかなか捉えどころのないヘテロなものであるように思う．実際その通りで，異型性を前提にしているような気がしてしまうのだが，異型性がなくとも特定の染色体異常があれば MDS とする分類もあるし，先に述べた低形成骨髄をもつ MDS では限りなく再生不良性貧血に近い病態であるといえる（しかも当然再生不良性貧血は白血化しうる）．臨床面や疾患定義としてはこれらは区別しきれず，曖昧というか，あまり意味がないように思える．少なくとも，一般臨床医（非血液専門医）としては「症候群」として捉えておくべきだろう．MDS と自己免疫現象の組み合わせはよく知られており[2]，幹細胞のクローン異常が自己免疫病態を誘導するのだと自然に考えられなくもないが，そもそも低リスクの MDS は自己免疫疾患であろうという考えもあり，正直なところもう何がなんだかよくわからない．MDS 側から考える人，自己免疫病態側から考える人とでは，みえるものが異なってくるだろう．

　さてこのセクションで私が述べている「不明熱・不明炎症病態と MDS」というのは，文献でよく知られたことではないが，比較的低リスクの MDS 病態が招くものの全般と捉えておくというのが一つの考え方であると思う（高リスクは，ほとんど血液腫瘍として取り扱うだろうから）．MDS が白血化す

る前の段階でも，MDS に由来する炎症病態というのがありそうである[3]．こうした MDS に関連する炎症病態は多彩であると思われるので，MDS に関連する炎症病態というのは，secondary に生じた白血病も含めたある種の"スペクトラム疾患"として認識しておくことを提案したい．ここでは（本書では），「MDS」というものをあえて厳密に定義しないでおくとする．

▶目標
- 本当に不明であるとした"スキのない"不明熱をみたときに，血液腫瘍の関与を考えることができる．
- MDS に伴う診断名のつかない炎症性の諸症候が存在することを認識する．
- 一通り検討して診断がつかない不詳な熱性・炎症性病態をみたときに，血液腫瘍の併存・潜行・後発を考慮して精査することができる．

▶このカテゴリーで想定される疾患・病態群
- 骨髄異形成症候群
- 急性白血病
- Behçet 病／Behçet 様症状／Behçet 症候群
- Sweet 病／Sweet 症候群
- 血液腫瘍を背景とした結節性紅斑
- 慢性活動性 EB ウイルス感染症

Case 16 | 62歳男性 「それでも罠はなかった」

History

　4年前より，精査によっても原因不明の発熱の反復があった中年男性．経過中，非定型な皮疹も主として発熱に随伴して出没した．炎症反応は，発熱とともに著増し解熱とともに自然に陰性化する(時期によって，これが"薬剤中止"によって改善しているようにみえてしまった)．ステロイドに反応するので，診断がつかないままステロイドを適宜使用していた．暫定診断として成人 Still 病や TRAPS を考えており，ステロイドのみでコントロール不良だったことから，1年半前よりエタネルセプトを導入していた．これにより熱・炎症反復のエピソードは抑制されて経過良好だった．1年前より血小板がコンスタントに10万/μL を切るようになっていたが経過観察．しかし，2か月前から熱はないが倦怠感が強くなり，最終的に定期受診日の血液検査で，白血球数 5,030/μL に対し芽球 27% 出現．血液内科で精査され**急性骨髄性白血病**(acute myelogenous leukemia：AML, M2)と診断された．背景の骨髄像や染色体異常，先行する炎症病態などの存在から，MDS の overt leukemia が推定された．

　特に既往はない．以下，項目別にまとめた．

経過の概観

発症1年目：よくわからない関節炎と考えられ，それに対して投薬されるがそのつど「薬剤アレルギー(発熱＋皮疹)を起こす」とされていた．病状は落ち着かなかった．

発症2年目：反復する熱エピソードに対し不明熱として入院精査，および密な外来フォローを行った．診断アセスメントは変遷した．前半は薬剤アレルギー，後半から薬剤との因果がなさそうであることがようやくわかり，診

断がさらに錯綜.

発症3年目：非典型な成人Still病なのか，自己炎症性疾患（特にTRAPS）なのか，病態評価に難渋．一方でプレドニゾロン10〜20mg/日あたりを使用しても発熱エピソードは反復するため，エタネルセプトを導入したところ熱・炎症ともに抑えられるようになった．

発症4年目：順調に経過．ただ，TRAPSの遺伝子変異は同定されず．病状は落ち着き順調だったが，徐々に血小板減少が進行し，発熱発症4年が経つ頃，末梢血に芽球が出現してAML（M2）の診断となった．

▶ 発熱

　gradeは38〜40℃で，悪寒を伴い寝込んでしまい日常生活は阻害される．放置した場合，1週間前後の有熱期間となる（自然に解熱する）．無熱期は数週〜3か月と幅があった．炎症反応は，発熱とともに著増し解熱とともに自然に陰性化する（時期によって，これが"薬剤中止"によって改善しているようにみえた）．熱はステロイドに反応した．発熱と連動するようにみえた症候は，主として皮疹だった．有熱時に必ずしも肝機能，血球減少を伴わず関連は当初より薄いとされた．病初期に，手・手首・足趾の関節痛を伴っていたため，関節リウマチと思われていた時期があったが，その後は持続せず熱との相関もなくなっていった．頸部リンパ節腫脹は，医師がきちんと触知できたことはほぼなかったが，有熱期のうち何度かは認めていたという．AMLの診断がつく1年半前からのエタネルセプト使用により熱性病態はほぼ抑制されていた．

▶ 皮疹

発熱し始めてからも，発熱時の皮疹があったようだが，いずれも薬疹と判断されていた．発症2年目頃，初めての入院精査のきっかけとなる発熱の際の皮疹は様相が異なった．有痛性で，中心がやや蒼白な辺縁が比較的明瞭な円形紅斑でほとんどが径2〜4cmくらいであり，体幹・上下肢に散在．解熱とともにゆっくり自然軽快した．この2か月後，同様の皮疹（と発熱）のエピソードで再入院．皮膚科医によれば，今回のほうが結節性紅

斑らしい皮膚所見であるとのことだった．皮膚生検がなされ，結節性紅斑に合致する組織所見だった．日頃自身で屯用していたジクロフェナクを使用したために発熱・皮疹が悪化したようにみえたという経緯があり，NSAIDアレルギーとしての結節性紅斑が疑われた．以後プレドニゾロンのみで発熱のコントロールを試みたところ，プレドニゾロン減量によって発熱が再燃する際に，今度は無痛性の淡い不整形の小紅斑が四肢などに，多いときで散在，少ないときで数か所程度出現するようになっていた．いずれもほぼピンク色で淡く，解熱で消退する隆起のない紅斑であった．

▶血算

4年前の病初期はHb 11g/dL程度の軽度貧血のみ．このときMCVは100～102fLで軽度高値だった．次の2年間で緩徐に血小板が低下し9～13万/μL．1年前（発症4年目）より，血小板がコンスタントに10万/μLを切るようになっていた．MCVも見返すとこの頃106～108fLと若干ベースラインが上昇していた．当初より骨髄穿刺を拒否していて，この血小板低下＋MCV上昇が顕性化したこの時期にも骨髄検査を勧めるも拒否されていた．なお，大球性貧血に対する一般的な鑑別は行っていた．欠乏はなかったが，葉酸やビタミンB_{12}の補充を行ってみても回復はしなかった．AML発症の2か月前からは，熱はないが全身倦怠感が強くなり，白血球数2,830/μL，血小板6万/μLと日頃のベースより低下．最終的に定期受診日の血液検査で，白血球数5,030/μLに対し芽球が27%出現し，血液内科受診を経て結局骨髄穿刺を実施．AML（M2）が診断された．

▶骨髄

骨髄所見はblastoid cellが75%を占めるほか，micromegakaryocytesは著減，また標本状態が悪く明確ではないが好中球に脱顆粒な傾向があり，背景の骨髄に異型性を示唆する所見が窺えた．染色体検査は47,XY,+13で，MDSに特異的なものではないものの異常を認めた．

以上の経過で，大まかに，NSAID含む広範囲の薬剤アレルギーで一部は

結節性紅斑も含んでいたと思われていた時期と，サーモンピンク疹を伴うとされ白血球上昇はないが非典型の成人 Still 病と思われていた時期とがある．

鑑別診断

菌血症：抗菌薬 free で血液培養を反復するも陰性だったので考えにくい．

薬剤熱：「熱→解熱剤→熱が悪化して皮疹も出る→つらいのでまた解熱剤→さらに悪化」という経過で解熱剤による薬剤熱を疑った時期もあった．実際，解熱剤を不使用とした経過で解熱に向かったため一度は薬剤熱とされた．しかしそれはおそらく，自然に解熱していたのをそう錯誤していたものと思われる．それが証拠に，のちに一切の薬剤使用なしに発症し自然解熱する様子が確認されている．

結節性紅斑：感染契機，特発性など病因はさまざまあるが，「薬剤性」というのも有力な原因であり，上記とあわせ薬剤によるものを考えていた．分布や性状は典型的でなかった．また，ステロイドで病勢をコントロールする方針としてから，結節性紅斑と思われる皮疹の出現はみていない．

成人 Still 病：発熱，関節炎，解熱で消退するピンク疹，咽頭痛，時にみられる肝障害，フェリチンの上昇（とはいえ 700 程度）などが合致した．ステロイドは使用していたが，高用量で治療できていなかったため，そのために病勢がくすぶっていたものと考えていた．しかし白血球数は終始正常域で，上昇したことがあまりなかった．この点は非常に非典型的である．

TNF 受容体関連周期性症候群（TRAPS）：無熱の間欠期を有し，1 週間前後の発熱の持続，ステロイドへの良好な反応などは疑わしい．また，TNF α 阻害薬であるエタネルセプトで病勢抑制できていた点も矛盾はしない．しかし，発症年齢があまりに上であることや，家族歴がないことは TRAPS として典型的でなく，眼周囲浮腫・結膜炎・筋痛といった TRAPS を思わせる症候もない．最終的には *TNFRSF1A* 遺伝子変異まで確認し，病的変異を認めなかった．

> 最終アセスメント

　このCaseは，不明熱精査において骨髄穿刺を実施されていない．よって，この点がまず痛恨の極みであり，厳密にはこのカテゴリーに入れるには精査がたりなかったと思われる．「4年前からの熱」と字義通りの理解をしてしまいそうになるかもしれないが，"発熱"のところでも述べたように，本症例では1回の発熱エピソードの持続期間は1週間前後のみであり，無熱期には炎症反応も陰性化して"すっかり"元気になる．その無熱期は数週〜3か月あり，むしろ有熱期よりも長い．つまり"長期間"続いているとはいっても熱自体が長期間続いているのではなく，病悩は比較的少ないように思えた．それもあってか，検査を嫌がる本人を骨髄穿刺に向かわせる強いモチベーションがお互いになかった．一見周期性とも思える反復性の発熱の経過であり，この病像から血液腫瘍まで想起しきれなかった．このCaseは今から約10年以上前の症例を元にしており，当時の私の診療レベルの低さが窺える．

　しかも全経過を振り返れば，随所に血液腫瘍を十分想起できるものであった．まず，"血算"のところでも述べたように**当初より軽度ながら貧血とMCV上昇があった**．ビタミン欠乏やアルコール常飲などがなければ，MDSなどの骨髄不全症を疑うべき状況であった．次に，"不自然な"結節性紅斑をみたのなら，やはり血液腫瘍を疑うべきであった．リンパ腫も理論上ありうるだろうが，白血病やMDSを十分意識しておきたい．最後に，「"非典型な"成人Still病を，原則成人Still病と診断しない」という，今なら遵守するマイルールを破っていた点である．これも"血算"で述べたが，本症例では白血球上昇がまったく目立っていない．成人Still病において，よく「播種性血管内凝固症候群(DIC)か血球貪食症候群を合併すれば，成人Still病でも白血球は下がる」という臨床tipsがあるが，これは成人Still病と診断**されている**患者に適用すべきである．成人Still病で加療中の患者の血球減少に対して鑑別するものである．疑い例・未診断例・擬似症にこのtipsを適用すべきでない．

　前段落で「当初より」と述べたが，そもそも本症例は，発熱し出す前から不

顕性に MDS が発症していて，AML 発症に向かうフェーズで（診断名のつかない）種々の炎症病態が惹起されていたという印象を受ける．すなわち，仮にこれがもし成人 Still 病だったとしても，本症例は炎症性疾患あるいは自己免疫疾患などに続発する AML ではなかったと思われる．最後に一応付言するが，AML 発症前 1 年半にわたり抗 TNF α 阻害薬（エタネルセプト）が継続投与されていたことになるが，これによる悪性腫瘍発症惹起も厳密には否定できない．少なくとも広義の有害事象であるが，エタネルセプトが直接の AML 発症の要因になったということは考えにくいと思われる．述べているように，発熱当初から MDS の併存があったかもしれない蓋然性があるからである．

Case 17 | 57歳男性 「降格！ 交代しかない」

History

　特記すべき既往のない中年男性の不明熱例．総合病院で精査され，抗核抗体 1,280 倍陽性，セントロメア抗体陽性，以外の異常所見がないまま発熱が遷延していた．父が関節リウマチであり，何らかの自己免疫素因をもとにした発熱と漠然と考えられていた．消耗や体重減少を伴い，採血データでは CRP 8mg/dL，血沈 100mm/h ほどの著しい炎症を伴い，貧血，Plt 上昇，LDH400，ポリクローナルな免疫グロブリン増多（IgG は 3,000 ほど）が持続的にみられていた．発熱がみられてから約 3 か月後に FDG-PET/CT が施行され，縦隔・鎖骨上・腋窩・鼠径にリンパ節腫脹を認めるのみであった．その 1 か月後に精査のために入院．骨髄穿刺，リンパ節生検，気管支鏡下肺生検などによっても熱源不明だった．発熱の発症から半年，プレドニゾロン（PSL）40mg/日が開始され解熱し，約 1 年半かけ漸減し PSL 5mg/日となった．しかしその半年後また発熱し，血液検査で血小板減少，末血で芽球を認め，**急性骨髄性白血病**（M2）と診断された．

検査データとその後の経過

入院時の主な検査データを❶に示す．そのほか，骨髄穿刺（生検あり），リンパ節生検（鼠径），気管支鏡下肺生検（FDG集積のない軽微な結節影に対し）などによっても特異診断つかず熱源不明だった．ちなみに抗核抗体はその力価が当初よりも上昇しているが，各種特異抗体はすべて陰性だった．例えば全身性エリテマトーデスの診断基準を満たすこともなかった．最後まで検討されたのは全身性（multicentric）のCastleman病だったが，リンパ節病理の検討などを経てrule inしきれなかった．

結局，発熱発症半年後（PET施行後3か月後）に相当する時点でPSL40mg/日が開始された．解熱し，約1年半かけ漸減しPSL 5mg/日となった．しかしその半年後また発熱し，関節痛もみられるようになり再度FDG-PET/CTで評価．関節への軽度集積しかなかったが，血液検査では血小板減少，末血で芽球を認め，その後血液内科紹介受診を通してAML（M2）と診断された．寛解導入療法に続く地固め療法3コースで寛解し，以後5年間再発を認めていない．

最終アセスメント

抗核抗体の陽性のみが異常だった患者が不明熱となり，比較的濃厚といえる精査をしても診断がつかず，また十分な経過観察を経ても解熱しない状況において，強い慢性炎症が持続し消耗もみられ，抗炎症目的にステロイドによる治療に踏み切ったという経緯．担当医の目論見通りステロイドは奏効した．何らかの自己免疫素因に起因する，診断名のつかない炎症病態だったかもしれない．ここで留意したいのは，ステロイド治療前（PET施行後1か月後）に骨髄穿刺（骨髄液スメア鏡検＋骨髄生検）を実施しているという点である．このときの検査適応（理由）はもちろんいくつかあり，播種性結核，肉芽腫性疾患，リンパ腫などを考慮した不明熱精査目的ではあったものの，芽球や染色体異常などは認めていなかった．一方で，白血病（AML）発症時には炎症病態も完全に鎮静されていたわけであり，炎症に伴ってAMLが発症し

❶ 入院時の血液検査データ

検査項目	数値	検査項目	数値	検査項目	数値
Alb	2.0 g/dL	WBC	5,920 /μL	IgM	147 mg/dL
AST	37 U/L	Hb	9.6 g/dL	フェリチン	712 ng/mL
ALT	16 U/L	MCV	86.6 fL	抗核抗体(Ho)	5,120 倍
LDH	425 U/L	Plt	55.6 万 /μL	可溶性IL-2受容体	1,495 U/mL
ALP	329 U/L	ESR	123 mm/hr	尿タンパク	なし
BUN	12.5 mg/dL	Fib	384 mg/dL	血液像(%)	
Cr	0.53 mg/dL	IgG	3,499 mg/dL	NEUTRO	90 %
CRP	8.4 mg/dL	IgA	483 mg/dL	LYMPH	8 %

たとも言い難い．強いて言えば，自己免疫素因(抗核抗体高力価陽性)に由来するsecondaryなAMLだった可能性がある．この症例では，ステロイド開始前の不明熱とされていた時期に，どんなに精査してもこのAML発症は予見できなかったと考える．しかし，その不明熱とAMLが無関係に思えない気がした．科学的な結論は出せないが，診断名をつけずに治療した不明熱(Case16, 17)は，こうしてAMLが発症することがあるかもしれず，本症例でそうしたように血算・血像に注目し続けるとよいかもしれない．

Case 18 　69歳男性　「どれも甘いような気がする」

History

3年前より血球増加を伴う骨髄形成症候群(MDS/MPN)にて外来で経過観察されていた．6か月前から末梢血に芽球が出現しており，アザシチジンによる治療を予定していた．約1か月の発熱とリンパ節腫大・皮疹・多発肺浸潤影の精査に際し不明熱化．10日前より咽頭痛と発熱を伴う咳嗽が出現し近医受診し，経口抗菌薬を処方された．咽頭痛は軽快したものの発熱と咳嗽

❷ 血液検査データ

検査項目	数値	検査項目	数値	検査項目	数値
WBC	133,000/μL	LDH	224 U/L	血液像(％)	
RBC	4.53×10⁶/μL	ALP	865 U/L	SEG	85 %
Hb	13.9 g/dL	γGTP	350 U/L	BAND	4 %
MCV	91.6 fL	BUN	21.4 mg/dL	LYMPH	2 %
Plt	23.5×10⁴/μL	CRE	1.50 mg/dL	MONO	6 %
TP	5.2 g/dL	UA	5.2 mg/dL	META-MY	1 %
Alb	1.8 g/dL	Na	134 mEq/L	MYELO	1 %
T-Bil	0.6 mg/dL	K	3.8 mEq/L	PRO-MY	0 %
AST	51 U/L	Cl	99 mEq/L	BLAST	1 %
ALT	44 U/L	CRP	16.65 mg/dL		

は軽快せず，抗菌治療不応で，38℃台の発熱連日遷延し呼吸困難もきたしてきたので入院となった．

検査結果

BT 39.1℃，BP 110/67mmHg，HR 90/回，SpO₂ 98％（room air），身体診察で発熱のフォーカス・手がかりなし．
血液検査：❷
骨髄穿刺：芽球1.4％ 3系統の細胞に形態異常あり
染色体分析：46, XY,+1, der(1;14)（q10;q10）

入院後経過

1～4日目：点滴広域抗菌薬にて解熱傾向なし
5日目：PET-CTで全身のリンパ節と脾臓の腫大と集積亢進がみられる
10日目：全身に紫斑出現
12日目：リンパ節生検施行．明らかな病原体を指摘できず
15日目：汎血球減少が進行，解熱傾向なし．皮膚生検では好中球浸潤を認

めるも明らかな病原体はなし(血管炎もなし)
19日目：皮疹増悪
22日目：湿性咳嗽，肺の浸潤影出現
25日目：肺生検施行
26〜36日目：血球減少と肺浸潤影増悪
37日目：肺生検再検し真菌認めず．同日高用量ステロイド開始，徐々に解熱
44日目：呼吸状態改善．その後，徐々にステロイド減量
103日目：プレドニゾロン 25mg/日で退院

　総合的に判断し，MDS/MPN に由来するとは思われるが原病悪化に直接起因しない炎症病態であったと思われた．

最終アセスメント

　緩徐に進行していただろう MDS/MPN をもつ男性が，明らかな白血化や原病の急性増悪なしに発熱が約 1 か月遷延した．FDG-PET/CT で全身リンパ節腫脹が判明し，リンパ節生検を施行したところ好中球浸潤が著明で膿瘍に近い所見だった．このあと皮疹と肺病変が出現し，血球減少も伴ったが，リンパ節病理が感染症であるとの解釈が優勢となり，原病由来の免疫不全を背景にした日和見感染症であるとされて広域抗菌薬・抗真菌薬を継続していた．が，奏効せず増悪した肺病変への肺生検に踏み切った．結局抗菌治療はまったく効果的でなかった一方，リンパ節・皮膚・肺すべてにおいて病理所見が一致(無菌性の強い好中球浸潤)．皮膚ならば知られていることであるが，このように系統的に多部位にまたがって好中球浸潤性の病変をつくるような「疾患」は知られていない．知られていないからこそ，不明熱となったのである．本例は結局のところ「MDS/MPN に伴う，肺を含む無菌性膿瘍様の多発病変」としか表現できなかった．ただし，Sweet 病/Sweet 症候群の病変が肺にできることもあり，この Case 18 の類例は一応存在する[4,5]．

　病名で表現できないとき，不明熱となるのである．不明熱精査の目的は診

断名を得ることではなく病態をつかみ治療をすることであるということを，改めて強く認識させられた一例であった．

まとめ

本カテゴリー「炎症か腫瘍か，それが問題だ」に相当する不明な発熱・炎症病態を示す症例をたくさん集めて追えば，

1. 解決されない炎症病態が先にあって，2次性に白血病あるいはMDSが潜在性に発症
2. de novo の白血病あるいは MDS の前駆症状が不明熱的
3. もとから MDS や preleukemic state が背景にあって，種々の炎症病態が出てきている

以上のどれかかその周辺になるのではと考える．例えば Sweet 病も，1次性のものもあるにはあるだろうが，症候群と考えて常に血液腫瘍と連続するものと考えるとしたい．ここでは「MDS」は症候群あるいは複数病態の複合だと捉えているというのは既に述べた．

まともに考えれば本カテゴリーの不明熱は，「血液像や骨髄に注目し続ける」というプランしか抽出できない．よく，「Tissue is issue だ」として「生検は反復せよ・とにかく生検だ」とするスローガンを聞くが，それはこのカテゴリーではもうわかりきったことで，私の問題視しているのはその先にある．

しかし，診断がつかないからといって炎症病態をそのままにしておくことは得策と思えない．見込み的な治療介入による悪い結果を避けたいのは一般医師の心情だが，抗炎症治療をしなかったことによる悪い結果についてはどう考えればよいだろうか．病名診断にこだわらず病態治療をしてみてもよいのではという目安があればよいと思うが，この辺りは原発不明がんの診療に通

ずる根深い問題が見え隠れする(原発不明がんを診療・治療する科・グループは少なく,必ず原発をめぐって各臓器別専門科で患者の押し付け合いに似た構図となってしまう→確定するまで治療はされない→その結果治療のタイミングを逸し治療不能に陥る).炎症なのか腫瘍なのかわからない,というのがいつも問題なのである.

既に述べたように,MDS は「高齢者の汎血球減少の鑑別」などと単純化できるものではなく,単一の病態というより,さまざまな段階の腫瘍性病態を基礎にした骨髄不全症のいくつかを含んだ不均一な症候群とみるのが普通となってきているように思う."MDS に伴う自己免疫現象やリンパ腫様の症候","MDS→白血化の前駆症状期","MDS→白血化が髄外造血で発症"など,私は MDS こそ今日的な "great masquerader" と考えている.具体的プランにつながらない言い方で恐縮であるが,月や年の単位で解決しない熱に関しては,常に MDS 病態を鑑別に挙げるべきであるといえる.

● 文献

1 Zanger B, Dorsey HN. Fever--a manifestation of preleukemia. JAMA 1976；236；1266-8.
2 Saif MW, et al. Autoimmune phenomena in patients with myelodysplastic syndromes and chronic myelomonocytic leukemia. Leuk Lymphoma 2002；43；2083-92.
3 Cunha BA, et al. Fever of unknown origin due to preleukemia/myelodysplastic syndrome：the diagnostic importance of monocytosis with elevated serum ferritin levels. Heart Lung 2006；35；277-82.
4 Lazarus AA, et al. Pulmonary involvement in Sweet's syndrome (acute febrile neutrophilic dermatosis). Preleukemic and leukemic phases of acute myelogenous leukemia. Chest 1986；90；922-4.
5 Aydemir H, et al. Pulmonary and central nervous system involvement in Sweet's syndrome：a very rare case report. Intern Med 2008；47；1481-4.

MDS，白血病以外に気をつけたい血液腫瘍

- 再生不良性貧血は，これそのものが自己免疫疾患という考えもある．一部の MDS（特に低形成骨髄をもつ MDS）では再生不良性貧血との区別がほぼできないものがあるため，MDS と思っていたものが再生不良性貧血だった可能性（あるいはその逆）は否定できない．

- T 細胞系のリンパ腫も時に発熱や炎症が，腫瘍形成・病変局在化・リンパ腫病態の顕在化に先行することがあり，足をすくわれることがある．関節炎と red eye が数週先行しその後アグレッシブにリンパ節腫脹・全身症状などが進行してリンパ節生検を実施し T-cell 系のリンパ腫とわかって初めて HTLV-1 を測定して陽性だったという症例を経験したことがある．別の患者で，2 週ほどの不明熱のあと肺に浸潤影が多発して発症した末梢性 T 細胞リンパ腫だったが，進行が早く感染症にもみえた．どちらも，不明性が強かったというよりも，"biopsic delay（生検の遅れ）" を招く結果となった．

- 慢性活動性 EBV 感染症（CAEBV）に関しては，確かに（長い）diagnostic delay が生じる有名な疾患ではあるが「ウイルス DNA 量測定」という一手に進めるかどうかの疾患であるので，（本カテゴリーで前提として除いたはずの）"ある種の neglect/human error な状況" の要素もある．本当の意味で完璧な不明性をもつというものではない．しかしながら，数年〜長年にわたり，"周期性発熱" のような病像をとることがある．自験例で，家族性地中海熱と病像が酷似し，治療の経過で発熱発作時に血球減少が顕著となるようになり精査で（それでも一過性の）血球貪食症候群を呈していたことがわかったが，最終的に粘膜症状・臓器不全が固定し（救命できなかったが）CAEBV と診断できたという例（中年男性，全経過は 10 数年）がある．

第6章

不明熱を
治療する

不明熱を診断するのではなく,「治療」する

　「不明熱」というと,とにかく診断にまつわる問題だと考えるのが普通だろう.私の考えはそれとは異なっている.発熱診療は,治療・介入→フォロー→軽快,まで見届けることが大切であると思っている.すなわち,いつでも治療が主役だと思っている.治療を考えるために診断が必要なんだというかもしれない.確かにその通りだが,診断名はつかなくても病態はわかることがある.「診断がつかなければ,身動き取れない」と担当医が思い込む・決めつけることのほうが危険である.安易にステロイドや抗菌薬を投与などしてしまえば診断の機会を逃す恐れもあるが,いたずらに介入を先延ばしにすれば病態自体の進行により不可逆的な機能障害を生じたり,患者の苦痛が固定化したりしてしまう恐れもまた,ある.不明熱を診断するのではなく「治療」するという視点や感覚が必要となる場面が私には多い気がしてならない.「不明熱」を定義で語れば,それを「治療する」というのは前提が崩壊していてあり得ないことであるが,診断がわからないままどう治療していくか,見込み治療・診断的治療をどうするか,あるいは診断名がほぼわかったその直後の治療をどうしていくか,などの臨床的問題について包括的にここでは考えたい.「不明熱を治療する」ということの具体的なイメージを示す(❶).

　本章では,実際に「熱を治療する」という段になったときに,具体的にどのような処方をしていくかについて主眼を置き,疾患・病態別あるいは薬剤別に記述することにした.本来なら本当に知りたいのは,不明熱の段階で治療介入するのはどんなときか,またどのように治療介入していくか,などであろう[1].しかしそれはいかんせん非常に個別性が高く,また高度な臨床判断が要求されるため,記述が行き届いていない可能性があるが,それは私に

❶ 不明熱を治療する？

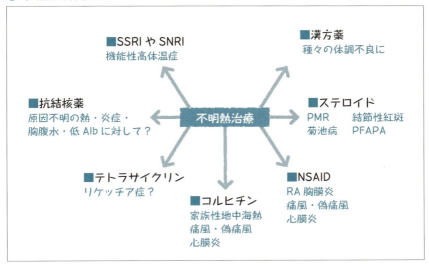

とってもまだ探求中の事項であると理解していただきたい．

　例えば感染症領域で除外を尽くした先に，抗結核薬の trial や「困ったときのテトラサイクリン頼み」としてドキシサイクリンで見込み治療するなど，こうしたことをいつするのか？　などについては，何も定まったものはない．ちなみに私自身は，抗結核薬の trial は最後にしたのは 10 年ほど前．ドキシサイクリンの見込み治療はおそらくやったことがない．前者は，少し時間がかかったがなんと著効した．それを判断したのは当時のボスだったが，私からみて「死ぬんだろうな」という患者が治っていったので本当にびっくりした．最近とある雑誌で類例[2)]をみたが，こういうことはしょっちゅうあるわけではないのでルーティンというかアルゴリズム化は決してできないと思うが，たまに遭遇するジレンマではある．選択肢を多く残しておきたい．Cunha も，不明熱に対する経験的治療が許容されるシチュエーションとし

て，①培養陰性心内膜炎に対する抗菌薬，②側頭動脈炎(現在の巨細胞性動脈炎)に対する少量ステロイド，③高齢者の粟粒結核疑いに対する抗結核薬，④腫瘍熱疑いに対するナプロキセン，の4つを挙げている[3]．

またこうした"介入する勇気"のみならず，"介入しない勇気"も必要なことがある．それは得てして challenging であり，例えば抗菌薬使用中に不明熱となり，熱が出ているのにもかかわらずいったん抗菌薬を free にして血液培養をリピートするという判断も，実はかなり高度な臨床判断に基づいている．それが感染性心内膜炎だとしたら心臓の構造破壊に陥る可能性もあるわけで，単純な菌血症だったとしても一過性に臨床状況が増悪することを覚悟のうえ，抗菌薬を free にし，菌名を得るというメリットを優先しているわけである．もちろんそれでわからないこともあるだろう．

ではこれ以降，❶(p.185)のうち感染症関連でない事柄について解説していく．

ステロイドで治療する病気

一般診療における"臨床ステロイド学"のボトムライン

　副腎皮質ステロイド(corticosteroids：CS)の臨床において押さえるべき重要なこととして，実臨床上の問題としての ①CS の抗炎症作用と免疫抑制作用，②副腎抑制がかかる・かからないの期間について，③CS の作用の理論としての genomic effect と non-genomic effect について，などがある[4,5]．ものすごく単純化していえば以下のようになる．

- 抗炎症作用の強さと効果発現の速さに関しては量が多ければ多いほど増す．
- 副腎抑制は，連日投与の期間が 3 〜 4 週を超えるとかかってくる．
- それ未満の投与期間にしておくと，おそらく量によらず深刻な離脱を招くことなく中止できるが，できれば漸減するほうがよい．
- 隔日投与は，連日投与よりもかなり副腎抑制がかからないが，抗炎症作用もかなり劣る．
- 炎症を抑えるには，炎症の強さを相殺するだけの量，あるいはそれを超える量を用いる．
- 免疫抑制作用は，おおまかにいえば，副腎抑制がかかって初めて維持されていく．
- 免疫抑制作用の強さは，prednisone 換算で 1mg/kg で頭打ちである．
- 1mg/kg 以上の増量は免疫抑制効果が増えずに副作用だけ増し，1mg/kg から減量していくと減量分だけ免疫抑制作用が低下していく．

第6章　不明熱を治療する

　つまりCS処方の場面では，抗炎症効果を狙うのか，免疫抑制効果を狙うのかを意識しておくことが大切であるとわかる．炎症を相手にすると考えたときは「短期決戦」に持ち込む必要がある．いたずらに投与期間を延長させないために，十分量のCSを初期から用いるべきである．病態によってはいたずらに投与を延ばさず機を逸することなく減量に入り，3～4週間以内で終了できるような投与計画を立てる．一方，免疫抑制をかけたいと思ったときは長期戦になるので，無用な副作用を出さないよう病態に応じて多すぎない量を設定すべきである．こちらはむしろ4週を超えてからが本番といえるかもしれない．事実上，膠原病などの治療学の話となるので，本書・本項のカバーする範囲を超えるので詳述しない．以下「抗炎症作用」を意識した記述とした．

ステロイドを使う疾患の処方例

　ここでは，発熱診療の末に副腎皮質ステロイド(CS)を使うことがあるだろうさまざまな疾患について，具体的な処方，関連事項を解説する．また，私の個人的な考えを Dr.Kの落としどころ にまとめ，文献やEBMでいわれていることと別記した．また，具体的な処方例を例示した．疾患ごとに「標準」を知っておくのは重要である．標準を押さえておくと，標準から外れたとき，治療内容を自分なり・目の前の患者なりに工夫したり，別の病態の可能性を考えたりできると思う．前項「一般診療における"臨床ステロイド学"のボトムライン」とあわせて理解すれば，今まで「奥の手」でしかなかったCSを，もう少しだけ手前へもってくることができるかもしれない．

1　菊池病

　菊池病については，第5章「良性の全身身性炎症性病態」で詳述している(p.87～92)．治療をどうするかの焦点は，CSを使うかどうかと，使う場合

は処方をどうするか，になるだろう．

　CSの適応の有無に関しては，定まったエビデンスはない．菊池病の確定例に投与するということ，菊池病ではCSの反応性が非常によいということ，の2つの原則を理解することが出発点である．これを守れば，「疑い例に対してCSを試験投与する」ということを避けるだろうし，CSにもし反応不良であったら素早くほかの仮説を考えられるようになるだろう．菊池病におけるCSの意味合いは，「対症的」なものが大きい．この点の理解も重要である．すなわちこれは，CSを待つ理由にもなるし，症状の苦痛がひどいときにCS投与を行う理由にもなる．

　菊池病におけるCSの使用状況については，2014年のMedicineからの91例のレトスペクティブ解析[6]が役に立つ．91例中29例（31.9%）でCSが使用されていた．この論文では文献考察でほかの研究と比較しており，CS使用の割合が参照できる2つの論文が引用されていた．1つは韓国から[7]のもので治療にCSが使われたのは102例中13例（12.7%，NSAIDとの併用も一部含む）で，もう1つは台湾から[8]で7%であった．調査集団ごとのバラツキがあり，適応自体が定まっていない現状が窺える．韓国の論文では，CSだけでなくアセトアミノフェンやNSAIDを含めた「治療」というくくりでは，治療期間は23.2 ± 16.9日であったと明記されていて，示唆的である．つまり3〜4週間の治療期間となっていることがわかる．Medicineの91例の解析では，CSに限った治療の治療期間が記述されており「10日間から2か月」となっている．量はラフな記載しかなく，prednisoneで0.5〜1.0mg/kgと書いてあるのみであった．中村らの本邦69例の報告[9]では，3割で自然軽快，4割でNSAIDが使用され，3割でCS治療が行われたという結果であった．CSはプレドニゾロン換算で0.5〜1.0mg/kgで治療が開始され「1か月程度で症状に応じて漸減された」との記述だった．30%でCSが使用された点は既報と似通う点はあるが，実際のCSの使用法についてはどうもバラツキが激しいようで，理想的なまとまった集計がないというのが現状である．

> **Dr. Kの落としどころ** ほぼ既に述べているのでp.91～92を参照されたい．初期量は30mg/日を超えなくともコントロールできるはずであると考えているということと(おそらくプレドニゾロン0.5mg/kg/日で十分)，治療期間は3～4週でよさそうだということから，以下のようにしている．これより長く・強くする必要はないと考えている．

処方例：プレドニゾロン 30mg/日を5日間，25mg/日を5日間，20mg/日を5日間，15mg/日を5日間，10mg/日を5日間，5mg/日を5日間とし，合計25日間

2 結節性紅斑

　結節性紅斑(erythema nodosum：EN)についても，第5章「良性の全身性炎症性病態」で詳述している(p.82～86)．ENの診療の難しさ，いや，ある種の奥深さは**診断**にある．EN自体の認識は比較的容易だが，ENの病因推定が難しいことがある．Crohn病の「初期」症状だったり，血液悪性腫瘍のprodromeだったりする．ENの原因を探していたら，どうやらENらしくないと気づくこともしばしばある．本項の主旨に反するが，ENに関しては，ステロイド治療は慎重であるべきである．原病があるとして，原病の治療がENの治療になることもある．正確な病因推定が大事であることを改めて認識しておきたい．

　そのことは実は文献でも示唆されている．少し古い論文で総説ではあるが，このなかで治療についてまとまったレコメンデーションの表を抜粋する(❷)[10]．この一行目に，「ENのマネジメントで最も大事なstepは，原病を治療することだ」とある．

　またこれらすべてエビデンスは強くなく，"consensus, disease-oriented evidence, usual practice, expert opinion, or case series"の集積からなるレベルである．が，一応治療の一通りのことが載っている．CSは「1mg/kg/

❷ 結節性紅斑における臨床的な推奨 [10]

> Clinical recommendation
> ■ The most important step in the management of erythema nodosum is treatment of the underlying disorder.
> ■ Antitubercular therapy should be started presumptively for erythema nodosum in patients with a positive purified protein derivative skin test result with or without a positively identified focus of infection.
> ■ In patients with erythema nodosum, pain can be managed with nonsteroidal anti- inflammatory drugs.
> ■ Systemic steroids at a dosage of 1 mg per kg daily may be used until resolution of erythema nodosum if underlying infection, risk of bacterial dissemination or sepsis, and malignancy have been excluded by a thorough evaluation.
> ■ Colchicine may be considered in patients with erythema nodosum and coexistent Behçet's syndrome.

日を連日」という記載はあるものの，具体的な期間や漸減計画などの記述がない．文章のみから汲み取れば，「EN疹がなくなるまで毎朝1.0mg/kgを投与」ということになる．

> **Dr. K の落としどころ** 既に述べたように(p.86)，EN は無治療・NSAID のみで対処できる軽症例もあれば，プレドニゾロン十分量を十分な期間投与しないと再燃する例も多い．病因がさまざまであり，かつ病勢もさまざまであるので，治療内容もかなり個別に考えテーラーメードされるべきである．私なら CS を使うならまず菊池病のレシピ(処方例)を適用したい．この内容でもし再燃したら(第5章 Case 4 がそうだったように)減量スピードを緩めるか，増量(0.8～1.0mg/kg 程度)すればよいかもしれない．終了後にもし再発したら原病を改めて検索するとともに，それでもさらに EN として治療をするなら 1.0mg/kg/日で始めるほうが無難と考える．

処方例：プレドニゾロン 30mg/日を5日間，25mg/日を5日間，20mg/日を5日間，15mg/日を5日間，10mg/日を5日間，5mg/日を5日間とし合計25日間

または，
プレドニゾロン 60mg/日を3日間，40mg/日を3日間，30mg/日を4日間，25mg/日を4日間，20mg/日を4日間，15mg/日を4日間，10mg/日を4日間，5mg/日を4日間とし合計30日間

3 亜急性甲状腺炎

亜急性甲状腺炎は第5章その2．のなかで少し触れている．亜急性甲状腺炎も一般的には時に不明熱となりうる．治療は教科書的には「NSAID で開始しダメなら CS」という枠組みである．これは臨床医間では以前より知られているが，ガイドラインなどは存在しない(診断ガイドラインはあるが，治療ガイドラインはない)．亜急性甲状腺炎の治療をどうするかについては，文献的にはどうやら日本で熱心に検討されているようである．

まず，NSAIDなのかCSなのかの問題である．順天堂大学単施設の亜急性甲状腺炎連続53例を検討した論文[11]を紹介する．これはNSAID使用群とCS使用群で比較したもので，発症時から治療で症状がなくなるまでの日数に関しては，CS使用群のほうが短かった．NSAID群の中央値21日，range14〜32日に対し，CS群は中央値7日，range7〜12日だった($p<0.001$)．これは患者の体感的にも十分有意な差であると思える．3週間もつらい思いをするのと，1週間であっさり治るのとではさすがにつらさの度合いが異なるであろう．これは臨床での実感でもそう感じるところであり，後述するが，個人的には亜急性甲状腺炎に関してはCS治療の開始閾値は低くしている．

次に具体的な治療内容である．これは先ほどの論文[11]では，プレドニゾロンの初期量の平均は15mg/日であった．rangeも14〜16mg/日と狭く，単施設ということもあり施設・科としての共通方針なのだろう．ただ，この15mg/日から開始というのは，複数の文献で大体共通したもののようである．2013年にThyroidに掲載されたKubotaらの研究[12]を紹介する．内容の前に論文タイトルをみて欲しい．「Initial treatment with 15mg of prednisolone daily is sufficient for most patients with subacute thyroiditis in Japan」である．そのまんまである．これは384例の未治療の亜急性甲状腺炎患者に，あるプロトコルで治療しその結果をみるというもので，ある意味シンプルなstudyである．その治療プロトコルとは，「プレドニゾロン15mg/日で開始し，2週ごとに5mgずつ減量する．もし患者が頸部痛を訴えたりCRP高値が続いたりしたら，担当医は減量せずにその量のまま延長したり，逆に2週ごとに増量したりできる」というものである．

研究のエンドポイントはプレドニゾロンの投与期間である．このプロトコルだと，最短で6週間で治療が終わることになるが(❸)，結果としては51.6%(113/219)が6週で治療を終了することができた．7〜8週までとすると79.5%(174/219)もの患者が寛解し治療を終えており，また再発はいな

❸ Kubota らによる治療プロトコル（6週間で終了できる場合）[12]

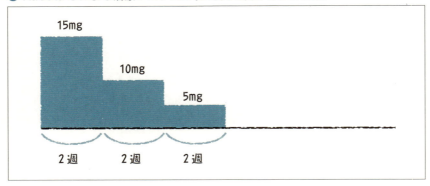

かったという．つまりこのプロトコルだと20%の患者が8週間以上の治療期間を要したという結果であった．この結果は実に示唆的で，明快であり患者への説明にも使える．2015年にAraoらは「Prednisolone Dosing Regimen for Treatment of Subacute Thyroiditis」というタイトルの論文[13]を発表しているが，なかなか興味深い解析をしている．こちらはKubotaらと違い，26例の後ろ向き研究だが，初期量が15mg/日のように一律ではなく，プレドニゾロン15〜30mg/日と幅がある．内訳もちゃんと記載されており，30mgが13人，25mgが1人，20mgが11人，15mgが1人だった．Araoらの施設では順天堂大学やKubotaらの施設よりCS量はやや多いということになる．後ろ向きで26例，単施設ということでエビデンスは強いとは決していえないが，この研究では再発例（4例）と非再発例（22例）とに分け，比較している点が興味深い．これによれば，両群間で初期量には有意差を認めなかった．すなわち，初期量は再発する・しないにはあまり関与しないのかもしれない．再発例4例のCSによる治療内容が詳記されているが，著者らの結論としては，5mg/日まで減量するのに要した期間に有意差が出たということなどを根拠に，再発させないためには「5mg/日にする直前までに少なくとも6週は時間をかけるべき」だとしている．

Dr. Kの落としどころ　Araoらの研究は，再発に影響はなかったとはいえ，初期量がやや多めであることを差し引いて考えたい．私の場合まず，初期量で悩む前に，治療開始を早くしたいと心がけるようにしている．亜急性甲状腺炎自体は良性であり，再発の可能性が潜在的にあるにしても，将来的に必ずCSをやめられる病気である．私はCSによる治療介入の閾値を下げ，できれば早期発見・早期治療をしたいと考えている．感覚的ではあるが，治療が遅れてしまった場合と早く診断できた場合とで場合分けして処方例を例示したい（❹）．CS治療適応や治療の強さを決めるのに悩むとは思うが，もうこれは数字や基準で決められないと思う．目的のメインの一つは症状からの解放であるから，「対症的」に治療するという考えを取り入れたい．日頃から対症療法を大事にしている医師なら難なく判断できるのではないかと思う．一方，日頃から"physician's do no harm"ともいうべき，自分がリスクを負いたくないという理由で対症療法を**積極的にしない**医師にとってはこうした判断が難しいかもしれない．亜急性甲状腺炎はもともとself-limitedだし，とか，でもリンパ腫とかだったらどうしよう，感染症だったらどうしよう，とか迷っているうちに甲状腺の炎症・破壊は進んでいく．

処方例

Rp.1：治療が遅れてしまったかもしれないとき（＝炎症反応が高い・甲状腺の炎症や破壊の範囲が広いなど）
　　　プレドニゾロン 15mg/日を14日間，12.5mg/日を14日間，10mg/日を14日間，7.5mg/日を14日間，5mg/日を14日間，とし合計10週間

Rp.2：比較的早期に診断でき，かつNSAIDでは抑制できなさそうなとき
　　　プレドニゾロン 15mg/日を14日間，10mg/日を14日間，7.5mg/日を14日間，5mg/日を14日間，とし合計8週間

❹ 亜急性甲状腺炎における筆者の治療推奨

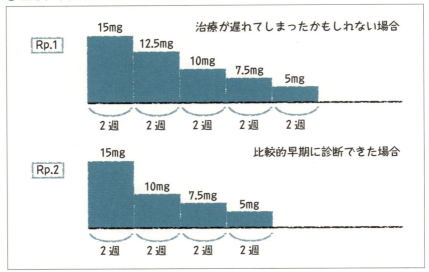

4 リウマチ性多発筋痛症

　リウマチ性多発筋痛症(polymyalgia rheumatica：PMR)は，本来一般的には不明熱の原因疾患として有力である．内藤らが中心に集計した不明熱患者の全国調査(17施設，日本病院総合診療医学会)では，計121名の不明熱患者のうち原因疾患として一番多かったのはPMR(9例)だった[14]．本書をここまで読んでいただければわかるが，本書ではPMRを解説する対象としていない．ある種の不明熱でPMRを考慮するという場面は確かにあるが，実は当施設当科において，**当科**が不明熱だとした患者のなかにPMRはいなかった．また，上記の全国調査が総合病院セッティングの総合診療科で診療された不明熱であるという点は結果の解釈上無視できない．もし科を取り払った調査であれば相対的にPMRの占める割合は減るかもしれない．リウマチ専門医にPMRが不明熱となるという感覚はあまりない．

PMR が不明熱となるかどうかという視点とは別に，時に診断の難しさに直面する．臨床医にとって，PMR の診断というのは一つの challenging なテーマなのである．具体的には例えば，高齢発症関節リウマチや脊椎関節炎との異同 [15-17]，巨細胞性動脈炎の合併の有無 [18]，亜急性細菌性心内膜炎 [19] といった mimicker の除外，などがあると思われる．要するに，診断だけでかなり大きなテーマであり，「発熱」の部分がやや少ない気がした．長くなったが，本書で PMR を疾患単位で取り上げない背景について説明した．

とはいえここは「不明熱を治療する」という章で，しかもステロイドのセクションである．ここでは PMR における初期量の設定と具体的なレジメンをどうするかについて考察することにした．

初期量の設定と具体的なレジメンをどうするかについては後に紹介するいくつかの国の治療ガイドラインは存在するものの，実際の現場ではびっくりするくらい「バラバラ」であるように思う．ガイドライン間でも微妙に違う．私は『膠原病診療ノート』[20] を著した三森明夫先生からリウマチ膠原病を教わったが，先生は本のなかでも実臨床でも「プレドニゾロン (PSL) 15mg/日，朝 10mg〜夕 5mg の分 2」と決まっていた．私は三森先生から教わったので今でもこの処方を多用する．かつて私が日本リウマチ学会（確か 2006 年）で，とある PMR に関する学会発表をしたとき，そのセッションの座長をされていた猪熊茂子先生はその場で「PMR は PSL 0.36mg/kg/日です」とおっしゃっていたのを私は確かに記憶している．これは体重 50kg で PSL 18mg/日であるから，絶妙だなあと当時は思ったし，実は今も思っている．とある和文雑誌 [21] でみたものでは「12.5〜15mg を朝分 1」と書かれていたし，海外の prednisone と国内のプレドニゾロンの違いはあるにせよ，初期量の微妙な違いや分割のさせ方など，各施設・各科・各臨床医の間である種の"こだわり"はあるようである．次に各国（学会）ごとにまとめた．

ACR/EULAR[22]

米国と欧州のリウマチ学会の合同の治療ガイドラインと考えていただければよい．初期量は PSL 10〜25mg/日の範囲とし，4〜8 週以内に 10mg/日減量すべきとしている．その後，寛解していたら 4 週ごとに 1mg ずつ減量し，最短で 12 か月の治療になるだろうとしている．25mg/日で始めた場合，10mg/日まで減量するのはやや "a fast initial taper" であるかもしれないとの言及はある．

BSR/BHPR[23]

英国の治療ガイドラインと考えていただければよい．非常に明快で，具体的な推奨レジメンが明記されている．

- Daily prednisolone 15 mg for 3 weeks
- Then 12.5mg for 3 weeks
- Then 10mg for 4–6 weeks
- Then reduction by 1 mg every 4-8 weeks or alternate day reductions（e.g. 10/7.5mg alternate days, etc.）

NHG[24]

オランダのガイドラインと考えていただければよい（web のみ）．側頭動脈炎と抱き合わせで，かつ診断と治療の両方について記載されているものであるが，治療の部分の一部を紹介する．実はこのガイドラインは全文オランダ語であり，翻訳ソフトで英語化しそれを私が日本語にしたものを以下に示す．

最初の 3 か月における治療スキーム
- 最初の 1 か月は PSL15mg を朝分 1
- 1 か月後には，疼痛やこわばりがなくなり血沈も 40mm/時を下回っ

ているべき
- 1か月より前にそれが達成されても，症状がなくなってから少なくとも2週は初期量を継続
- 以後は，4週ごとに2.5mgずつ減量していく（10mg/日まで）

Week 0〜4：15mg/日
Week 4〜8：12.5mg/日
Week 8〜12：10mg/日
＊Week12以降は慎重に減量

　ここまでで既に三森式，猪熊式，ACR/EULAR，英国，オランダと複数のそれぞれのやり方を呈示しているが，激しいばらつきはないように思えた．ACR/EULARだけ，やや多い量まで"許容"している．猪熊先生の0.36mg/kgという，体重ごとに用量を微妙に変えるというのは非常に興味深く感じる．日本人の高齢者はおそらくどこの国よりも華奢であるだろうし，体重40kgで14.4mg，45kgで16.2mg，50kgで18mg，55kgで19.8mg，60kgで21.6mgということになる．15mgでfixしている三森先生，英国，オランダのやり方と比べるとやや多いものの，ACR/EULARの10〜25mg/日を考慮すると特に多すぎず了解しやすい用量である．ただ一方で，オランダ人のように非常に体の大きい人たちに対しても15mg/日と初期量を固定して推奨していることは興味深い．分割のさせ方に関しては，海外のガイドラインでは明記されておらず，全体としてあまりそこは重視されない雰囲気である．

　次に，ガイドラインではなく，研究単位で文献レビューを簡単に行う．2009年のPMRの"治療"のsystematic review[25]では，さまざまな研究を文字通り系統的にレビューされていて，結論部分だけ言えば，「ほとんどの患者で初期量は15mg/日でよく，10mg/日からは1mg刻みでゆっくりと」と

いうものであった．また2011年には，「The correct prednisone starting dose in polymyalgia rheumatica is related to body weight but not to disease severity」というPMRに対するCSの初期量を検討した論文[26]がある．このグループはどうやら初期量は12.5mg/日で十分だと思っているらしく，60名のPMR患者に12.5mg/日を初期量として治療してみた場合の臨床データについて検討している．結果は78.3%(47/60)の患者で12.5mg/日に十分反応し，寛解までの平均の期間は6.6(±5.2)日だったという．

> **Dr. Kの落としどころ**　私個人のプラクティスは，英国のやり方に非常に近い．PMRの治療反応性は1週以内に，患者にも医師にもはっきり実感できることが多い．PMRにおける短期的なステロイドへの反応を調べた論文[27]では，PMRが他疾患に比べやや特異的に，開始後1～2日のうちに著効していることが示唆されている．これは個人的な臨床上の実感と一致する．よって，とっくに著効しているだろう最初の1～2週以内ならともかく，初期量を4週も続けてから減量に入るというのがやや期間が長いように思えるのである．オランダのガイドラインでは，寛解してからも初期量を2週は続けるべきだとしているし，早すぎないようにするというのも大事であると感じてはいる．そうすると「3週」としている英国のものは程よさと歯切れのよさ，ともに魅力的である．単回あるいは分割に関しては，分割にするのがよいと思っている．特に初期の2週～1か月くらいは，炎症を落ち着かせる目的であるから，おそらく分割投与がよいと思われる．

処方例：プレドニゾロンの連日内服で，
・15mg/日 分2(朝10mg，夕5mg)を3週
・12.5mg/日 分2(朝7.5mg，夕5mg)を3週
・10mg/日 分2(朝5mg，夕5mg)を3週
・以後，4～8週ごとに1mgずつ減量しoffを目指す

5　PFAPA 症候群

　PFAPA 症候群[28,29)]は本書では扱っていないが，発作停止薬あるいは治療的診断に CS を用いるため紹介する．「PFAPA」は，periodic fever, aphthous stomatitis, pharyngitis, adenitis の頭文字をとったものであり，6 歳未満の発症・炎症反応を伴う周期性発熱で疑う．

- 3〜7日くらい続く発熱発作：3〜6週おきに周期性に反復し(PF)，間欠期は元気
- 発作時のアフタ性口内炎(A)
- 発作時の咽頭炎(P)
- 発作時の頸部リンパ節炎(A)

という臨床項目で診断される．さらに，

- CS への良好な反応性，シメチジンによる発作予防効果あり
- 原因遺伝子は特定されておらず，予後は良好とされる：4〜8年のうちに自然に枯れていく
- 成長・発達の障害は起こさない

という特徴もある．上記の臨床項目をみればわかると思うが，非常にありふれたもので構成されている．特異性を出しているのは，周期的に反復する点のみといえる．よって PFAPA 症候群の診断では，これらの臨床項目が十分に（できれば全部，かつ繰り返し）満たすことを慎重に検討すべきである．「ステロイドへの良好な反応性」という"甘い誘惑"のような記載もあり，後に解説するがそれは十分量の CS を使用するため，おそらくは通常の扁桃炎や熱性疾患でも熱や症状を軽減することになるだろう．すごく典型なものを，PFAPA 症候群と診断したほうがよい．

ブラジルからのガイドライン[30]では，小児も成人も1.0〜2.0mg/kgのprednisoneを発作の開始時に単回服用するというのがレコメンデーションとなっている．他の記述として，「その単回CSで普通は6〜8時間で熱がなくなり，24時間以内にはほかの症状もなくなる．少なくとも48時間かけてゆっくり軽減するが，それを過ぎても症状が残る場合は，0.5〜1.0mg/kg（初回の半量）で2dose目を服用してもよい」となっている．また，最初から0.5〜1.0mg/kgでも熱が下がるまでの時間が多少延びる（8〜12時間）だけで，1.0〜2.0mg/kgの群と特に変わらなかったという小さなランダム化試験もある[31]．ちなみに両群で発作の間隔に有意差はなく，間隔の短縮効果はあまりないようである．

> **Dr. Kの落としどころ**　体重50kgの患者なら，発作予感時あるいは発作開始時にプレドニゾロンを最低30mg/回，できれば40〜50mg/回服用し，翌日同じ時間にまだ熱やその他の症状が残るなどしてあまり満足いかない場合には前日の半量を単回内服する．これで軽快しないものについてはPFAPA症候群の診断自体を見直したほうがよい．また，既診断例であっても発作予防あるいは発作間隔短縮の意図では使わないほうがよい．

6　TNF受容体関連周期性症候群（TRAPS）

TNF受容体関連周期性症候群は，tumor necrosis factor receptor-associated periodic syndromeの訳であるが，本書では本疾患について特別取り扱っていない．しかしPFAPA症候群同様，CSが発作時の症状を軽減するとされる[32]ので紹介する．

TRAPSの診断基準は，小児慢性特定疾病情報センターのウェブサイトから，「小児慢性特定疾病の対象疾病について→6．膠原病→TNF受容体関連周期性症候群→診断の手引き」と進んでいって閲覧できる「診断の手引き

❺ TRAPS 診断基準 [33]

▶ 必須条件
6 か月以上の期間にわたって反復する炎症徴候の存在として，(1)から(7)までの項目のどれか 1 つを有している．
 (1) 発熱
 (2) 腹痛
 (3) 筋痛（移動性）
 (4) 皮疹（筋痛を伴う紅斑様皮疹）
 (5) 結膜炎・眼窩周囲浮腫
 (6) 胸痛
 (7) 関節痛，あるいは単関節滑膜炎

▶ 補助項目
 (1) 家族歴あり
 (2) 症状が平均 5 日以上持続（症状は変化する）

以下の①ないし②を認める症例に対して *TNFRSF1A* 遺伝子解析を行い，疾患関連性変異を認める場合に TRAPS と診断する．
 ① 必須条件を満たし且つ補助項目の 1 つ以上を有する．
 ② 全身型若年性特発性関節炎または成人 Still 病として治療されているが，慢性の持続する関節炎がなく，かつ再燃を繰り返す．

http://www.shouman.jp/instructions/6_5_17/」のページが現時点では一番参考になる（❺）．

また，2015 年自己炎症性疾患のマネジメントの推奨を記述した文献[34]が出ており，そのなかで TRAPS を「TRAPS is an autosomal dominant inherited disease. Mutations in *TNFRSF1A* lead to recurrent fever episodes lasting, on average, 10 days, accompanied by varying symptoms including arthralgia, myalgia and abdominal pain.」という疾患であると記述されてお

り，これは欧州の TRAPS 患者 158 例を検討した論文[35]をもとにしている．この 2 センテンスに TRAPS の疾患特徴が凝縮されていると思う．

　上記の小児慢性特定疾病情報センターの TRAPS 診断基準は，おそらくこれから改訂されていくことになろうかと思われるが，世界的に使用されている Hull の基準[36]をもとにしていることは間違いない．原著を読むと，Hull の基準では「3. Responsive to glucocorticosteroids but not colchicine.」という補助項目がある．このように CS の反応性を診断の参考にするという項目がある一方で，本邦の上記試案の補助項目のところからはこの項目は削除されている．TRAPS もかなり非特異的な臨床項目の組み合わせで疑う症候群であるから，"誤らないように"この CS の反応性の項目の組み入れを避けておいたのだろう．非常に賢明な判断と思われる．

　TRAPS で CS が発作時の症状を軽減するとされることは，先に紹介した 2015 年の自己炎症性疾患マネジメントの推奨の論文にも記述がある．

- Short-term glucocorticoids, with or without NSAIDs, are effective for terminating inflammatory attacks.（短期間の CS は，単独あるいは NSAID と併用する形で使用されるが，発作を停止する効果がある）
- The beneficial effect of corticosteroids can decline over time so that increasing doses are required to achieve an equivalent response.（発作に対する CS の効果は，時間が経つにつれ減弱していき，同様の反応を得るためにより多い用量の CS を要することがある）

　それぞれエビデンスレベルは「Level 3」の扱い，すなわち descriptive study のレベルを超えないという弱いものではあるがガイドライン策定のエキスパート間ではコンセンサスを得られる，というものであった．ここで気になるのは CS の具体的な用量である．これは以前，「TNF 受容体関連周期

性症候群（TRAPS）の病態の解明と 診断基準作成に関する研究」の厚生労働省研究班が2012年に案として作成したTRAPS診療ガイドライン（もう削除済み）のなかでは，「通常プレドニゾロン換算で最大30 mg/日より開始し，7～10日間で減量，中止する」という記載であった．本邦での正式なガイドラインの完成が待たれる．

> **Dr. Kの落としどころ**　副腎皮質ステロイド（CS）でTRAPS発作を停止させようという試みはTRAPSの確定例あるいはexpertが特にそう指示するときに限ると心得ておいたほうがよい．TRAPSは非特異的な臨床項目の組み合わせからなる症候群なので，Hullの基準にある「CSの反応性」の項目を積極的に組み入れてしまうと誤ってしまう（日本の現行診断基準では削除されていることは述べた）．よって，擬似例・未診断例・疑い例などの立ち位置にある患者に安易に"TRAPSの診断的治療目的に"CSをtrialすべきではないと考える．ちなみにTRAPSの診断が確定したら，カナキヌマブの導入が望ましい．

コルヒチンで治療する病気

一般診療における"臨床コルヒチン学"のボトムライン

　コルヒチンの臨床応用については，いくつかの洗練された総説的文献に詳しい[37, 38]．エビデンスとして有用性が確立されているのは，痛風（急性発作と発作予防）と家族性地中海熱（FMF）である．その他，偽痛風，心膜炎，Behçet病，好中球性の皮膚炎などにも頻用され実績がある．臨床において非常に歴史のあるコルヒチンだが，その作用機序の一端が解明され始めたのは実はごく最近である．しかもその一番大事な研究は日本発で，2013年大阪大学のグループからNature Immunologyに"Microtubule-driven spatial mitochondria arrangement promotes NLRP3-inflammasome activation「日本語訳：微小管を介したミトコンドリアの空間配置調節はNLRP3インフラマソームの活性化を促進する」"という論文が掲載された[39]．

　既にコラム（p.53）において，インフラマソームという炎症の制御に重要な役割をもつ蛋白複合体があることや，自然免疫系においても**特異的な**応答をするという仕組みなどを紹介することを通して，自己炎症性疾患の病態形成にNLRP3インフラマソームとそれによるIL-1β産生の制御が大きく関わってくるということは簡単に説明した．上記の大阪大学のグループの功績は極めて大きく，痛風の発症機序およびコルヒチンの抗炎症作用機序を解明したことになる研究であるといえる．痛風でもFMF同様，コラムに示したようなNLRP3インフラマソームの活性化異常（インフラマソモパチー）が病態であることが示唆された．論文から引き出される，一般診療につながりそうな臨床応用のボトムラインは以下である．改めてコラムもあわせて読んでいただきたい．

- 痛風はNLRP3インフラマソームが活性化して発症する．
- 尿酸結晶をマクロファージが貪食する際にミトコンドリアが損傷し，それによってミトコンドリアの空間的な配置が変動するが，このプロセスを経てNLRP3インフラマソームが活性化して症状が発現．
- 痛風治療薬であるコルヒチンは，微小管を作用標的としてミトコンドリアの空間配置変動を阻害することによってNLRP3インフラマソーム活性化を抑制する．

　ミトコンドリアだけでなく，リソソーム，小胞体，ゴルジ体などのように，細胞小器官（オルガネラ）が自然免疫的な炎症の制御に関与している．簡単に言えば，痛風（自己炎症性疾患）では細胞小器官の空間配置が適切な位置関係でなくなるために，NLRP3インフラマソームが不適切に活性化されてしまっているわけである．こうした細胞小器官の細胞内配置に微小管が関わるということに注目したのが大阪大学の研究のポイントだった．彼らは，NLRP3とそれを構成する蛋白の細胞内局在を解析した結果，尿酸結晶の刺激に対して微小管を介してミトコンドリアが小胞体の近くへ移動し集積する結果，ミトコンドリア上にあるASC*という蛋白と小胞体近くにきたNLRP3とが近接してしまうことによりNLRP3インフラマソームが活性化する，ということを明らかにした．述べたようにコルヒチンの作用標的は微小管である．コルヒチンはNLRP3とASCが接近することを阻害することによってNLRP3インフラマソームを介した炎症を制御・緩和しているのである．こうしたコルヒチンの"抗インフラマソーム病薬"としての作用こそが，冒頭に述べたコルヒチンの幅広い臨床応用につながっているのである．

＊ ASC：apoptosis-associated speck-like protein containing caspase recruitment domain の略で，インフラマソームを構成する蛋白質の一つ

私がコルヒチンを処方する機会として多いのは，

- ・FMF の発作予防
- ・反復性の痛風・偽痛風の発作予防
- ・Behçet 病の皮膚粘膜症状のコントロール

の目的で処方する場面である．先に述べてしまうと，コルヒチンの効果をうまく引き出すには，「少量の連日内服」が一番適切と考えている．国内では 1 錠が 0.5mg であり，これを 1 日 1～2 錠，連日服用させる．膠原病科などでの診療場面で，Behçet 病に対してコルヒチンをいわゆる「3 錠分 3（つまり 1.5mg/日）」といきなり処方されて，ひどい下痢や腹痛の副作用に襲われて，「もう飲めない」「悲惨な目に遭った」などと患者が困っている場面を少なからずみたことがある．このようなことをもってコルヒチンが「強い薬」「(量によらず)もう飲めない」としている医師や患者はいないだろうか．FMF の場合，この点はガイドライン[40]上でも憂慮されている点であり，少量からの投与が勧められている（成人では 1.0mg/日）．最近，トルコからの小児の study[41]で，コルヒチン単回投与と分割投与で効果（FMF の発作抑制）が同等であることが示された．同じ論文内で，有意差はなかったものの分割投与群では副作用が少ない傾向が示され，分割内服に伴う"飲み忘れ"さえなければ分割処方は副作用を緩和するためによい投与方法といえる．

私は，コルヒチンの少量継続内服を導入する際は，日頃の便通を問診し，少しでも軟便・下痢傾向があれば 0.5mg 分 1（不安なら分 2 朝夕）で開始している．便秘なら 1.0mg 分 2 朝夕でもよいかもしれない．なかには，このような少量でも下痢や腹痛を訴える患者がある．処方時はそれを見越して，私は「下痢や腹痛がきても，もし我慢できれば 1 週間くらいはそのまま飲み続けてみてください．飲み慣れるのか，症状が消えることが多いです」と説明している．例えば 1.0mg 分 2 という処方は，これで下痢や腹痛の副作用が看過できないほど用量が多くないはずであるが，それでももし軽快しないな

ら，「1.0mg分4」という服用法を私ならトライする．すなわち，コルヒチン半錠を1日4回服用するのである．これで随分副作用は緩和される．このように，大切な治療の初期に担当医がこのような細心の注意を払っている姿勢をみせることこそ，継続内服のアドヒアランスを向上させるものと信じている．

コルヒチンを使う疾患の処方例

ここでは，発熱診療の末にコルヒチンを使うことのあるさまざまな疾患について具体的な処方，関連事項について解説する．前項同様，私の個人的な考えは　Dr. Kの落としどころ　にまとめ，文献やEBMでいわれていることと別記している．ここでは，

- 痛風（急性発作と発作予防）
- 家族性地中海熱
- 偽痛風
- Behçet病の皮膚粘膜症状
- 心膜炎

を挙げ，これに（標準から外れるが）PFAPA症候群を追加したものを今回の解説の対象とした．共通する処方法は，以下のいずれかとなるだろう．コルヒチン継続内服の処方開始時はこれを原則とする．

処方例
 1）お腹の副作用が出たときに不安を招く心配があるとき
　　コルヒチン(0.5)1錠分1あるいは分2　連日内服
 2）便秘傾向にあるとき
　　コルヒチン(0.5)2錠分2　連日内服

3) 2錠飲む必要があるが，それによって軟便・下痢・腹痛などが生じて不快なとき
コルヒチン(0.5)2錠分4　連日内服

1　痛風（急性発作と発作予防）

　発作の予防には上記の連日内服がよいとされる．日本[42]やヨーロッパなどの海外のガイドライン[43]で，尿酸降下薬導入後にコルヒチンを導入するとよいとの指針がある．このプラクティスはかなり効果的である．予防期間は6か月程度を目安にした推奨となっている．

　急性期の発作に対しては，日本のガイドラインでは「発作予兆期」に1錠0.5mgを服用するという指針が弱いエビデンスレベルで存在するが，海外ではいくつかのRCTを含む研究により最初の24時間で1.8mgのコルヒチンを投与するとよいことが示されている．

> **Dr. Kの落としどころ**　痛風発作を生じたら，最初の24時間で0.5mgを1日3回内服し，その後，処方例1)～3)のいずれかを処方する．急性期発作はNSAID単独でもよい感触があり，これにコルヒチンを重ねるかはケースバイケースとしている．予防内服は，発作が高頻度だったり，発作に伴う患者QOLが低かったりする場合に，患者の希望やリスクに応じて考慮する．高尿酸血症を伴えば尿酸降下薬を導入しコルヒチン少量内服を継続させるが，その期間は半年でよいかもしれない．痛風にまつわる処方では，腎機能に十分注意する必要がある．NSAID，アロプリノール，コルヒチン，ともにそれぞれ単独で腎機能に応じた減量を十分考慮しなくてはならない薬剤である．特に，アロプリノールは過量となっているケースを頻繁にみかける．

2　家族性地中海熱（FMF）

　コルヒチンは，日本各国内では痛風の治療薬として知られているが，2016年2月26日より，家族性地中海熱（familial Mediterranean fever：FMF）にも，「薬事承認上は適応外であっても，保険適用の対象となる」という扱いに変更された．詳細は，厚生労働省ホームページ「公知申請に係る事前評価が終了した適応外薬の保険適用について」を参照されたい．すなわち，痛風以外に事実上適応症が追加されたことになる．既に添付文書にも記載がある．

　コルヒチンは，FMFの第一選択薬であり，発作の消失・緩和，また最大の合併症であるアミロイドーシスの予防効果など，本疾患において非常に有効性の高い薬剤であると位置づけられている．これは高いエビデンスに基づいていて，FMFの治療ガイドライン[40]にも記述されている．また，「コルヒチンの反応性」を診断に利用することも重視されている．海外では確立されている「アミロイドーシスへの進展予防」という目的での治療であるが，FMFにおける（ほぼ生涯にわたる）コルヒチン治療は，地中海地方では「発作をなくしアミロイドーシスという深刻な合併症を予防できる，安価な特効薬」という立ち位置となっている．よって，女性FMF患者では妊娠・出産・授乳のどの時期においてもコルヒチンを中断すべきでない，とのexpert opinionはかなり一定している．さてこれを日本でもそのまま同様に考えてよいのだろうか？　日本ではexon10の変異を保有するFMFが海外と比べて圧倒的に少なく，そのためにアミロイドーシスの合併・進展例が圧倒的に少ない．日本では，どの患者に・どの程度の治療を・どれくらいすべきかなど，いろいろとまだ確立されていないことが多い．

> **Dr. Kの落としどころ** FMFの診断基準を満たすものは，原則コルヒチンを内服させる．exon10の変異があるものには，特に積極的にコルヒチンを導入し継続させる．exon10の変異がない場合は，漿膜炎発作が明確で頻度が多いなら積極的にコルヒチンを導入し継続させる．「発熱と腹膜炎を主徴とする，妊娠出産を希望するFMF女性」は，コルヒチン服用の胎児へのリスクよりも，母体を整え妊娠経過を良好にするために妊娠中もコルヒチンを継続すべきであると考えている（これに該当しなくても，処方継続の希望があれば私は処方することにしている）．ただ，患者（女性）の**不安を無視してでも**若い妊娠可能なFMF女性全員にコルヒチン継続内服を強いるよう仕向けるべきでないと思っている．結局は症状の強さや頻度などを勘案して個別に導入・継続の可否を決めていくべきである．
>
> exon10の変異を保有しないFMF患者で腹膜炎あるいは漿膜炎発作が乏しいケースは，治療するかどうかはQOL次第なところがある．発熱発作の反復を減らし程度も和らげるので，コルヒチンでQOLはよくすることができるが，アミロイドーシス予防としてのコルヒチン継続のmotivationがやや下がるかもしれない．

3 偽痛風

ここではピロリン酸カルシウム沈着症（calcium pyrophosphate deposition：CPPD）としての結晶性関節炎を偽痛風と呼ぶ．偽痛風の予防に対するコルヒチンは以前から記述があるが，エビデンスとして示されてこなかった．最もまとまったガイドライン[44]はヨーロッパリウマチ学会（EULAR）からのもので，ほとんどこれのみでよいと思われる．唯一確立しているといえそうなのは，急性期発作の対応である．NSAIDと併用することで有用であり，使用法は痛風発作の急性期に準ずればよいだろう．発作予防として少量継続内服

の有用性は，エビデンスは劣るも試してよいと思われる．

> **Dr. K の落としどころ**　偽痛風は合併症の多い高齢者に多く生じるため，臨床現場では高齢者の感染症に紛れる形で発作を生じることが問題となる．よって，偽痛風を制御することは，抗菌薬による無駄な経験的治療を spare できるメリットがある．ただし，予防コルヒチンの導入対象はほとんど高齢者になるため，腎機能に十分留意した用量調節が望まれる．

4　Behçet 病

　非常に文献考察がしにくかった．歴史的にはコルヒチンは Behçet 病に対して使用され，2001 年 Yurdakul/Yazici らによる論文[45]以降，結節性紅斑をはじめとする皮膚症状と関節症状に効果があるとするものであった．2009 年 EULAR のレコメンデーション[46]でもこの論文は引かれているものの，これ以外に有力な研究がなく，総じて Behçet 病におけるコルヒチンの立ち位置は低いものとしていた．EULAR のレコメンデーションには掲載されていないが，2009 年 Davatchi らの RCT[47]では positive result であった．その後，Behçet 病の治療戦略は特殊型を中心とした難治病態，あるいは TNFα遮断治療などに関心がいくのが世の趨勢となり，コルヒチンを用いた洗練された trial はなされていない．

> **Dr. K の落としどころ**　残念ながらコルヒチンによって Behçet 病由来の「熱」を改善させるようなエビデンスはない．しかし，特に皮膚症状を反復するような Behçet 病患者には経験的にもエビデンス的にも，コルヒチンを使用するということでよいと思っている．Behçet 病は経過中によくわからないある意味文字通り**不明な**熱を呈することがある．そのとき炎症反応は微増〜陰性であり，どうも Behçet 特有の症候や病勢の様子とは関係ないように思える熱である．一部は特殊型の Behçet の病勢の，先立つ全身症状かもしれない．コルヒチンは少量なら非常に忍容性の高い薬剤であるから，Behçet 病に対するコルヒチンはエビデンスがないからといって積極的に控える理由もないと思っている．ダメでもともと内服させてみるということをしてみてもよいのではと思える．

5　心膜炎

　心膜炎（pericarditis）に対するコルヒチンの有効性は，イタリアの Imazio らが近年 well-designed な study を連発していることで示されている．これにより「心膜炎にはコルヒチン」というプラクティスが確立されようとしている．これまでのエビデンスでは，要するに，再発性[48]でも，急性[49]でも，予防[50]でも，頻回再発[51]でも，すべてにおいて positive result である．ただ，この病態は（FMF に随伴するものでない限り）不明熱のスペクトラム上にのってこないだろう．

> **Dr. Kの落としどころ**　どうやらどんな心膜炎でも，病態としてならとにかくコルヒチンでよいようである．ただし今後の追試にも注目したい．不明熱という病態を治療をしようという臨床状況を挙げるなら，「鋭い発熱発作と，それと同期した心膜炎」という状況だろう．しかしこれは FMF を想起すべき状況であり，診断を見直したい．

6　PFAPA 症候群

　発作予防に関して，今までいわれてきたシメチジン（150mg × 2）が奏効するのは 25 〜 30% ほどであるとされ[28]，信頼が置けない．「シメチジンが効かないことをもって PFAPA 症候群は考えにくいということを示す」といったような，診断のロジックとしてシメチジントライをする場面をよくみるが，そのロジックは間違っている．そもそも診断に使えるというエビデンスも記述もないし，予防効果があるとしても上記のように少ない．

　一方，コルヒチンが見直されている[52, 53]．FMF ほどの確かさはないものの，部分寛解が目指せる可能性をもっている薬剤である．引用した論文はどちらも出版が 2016 年と最近であり，期待がもてる．今後の展開次第ではマネジメントが塗り替えられるかもしれない．

> **Dr. Kの落としどころ**　PFAPA 症候群は，臨床項目に忠実に疑い，ステロイドの trial は診断のために使用する．シメチジンをトライしてもよいが，発作をまったく抑制できなければ，PFAPA 症候群を否定するのではなく，個人的には FMF と同じようにコルヒチンを導入することにしている．完璧な抑制は見込めるとは限らないので，発作時にはステロイドを使用してもよい．

機能性高体温症の治療

総論と非薬物療法

　機能性高体温症では，診断や症状発現の仕組みを説明することが，イコール治療となる．実は「5章その5」(p.142)そのものが，機能性高体温症についての総論となっていて，治療を理解するための総論もそこに詰め込んであるため，今回のこの「治療」のセクションの解説に入るにあたり，その内容を繰り返し参照することをお願いしたい．機能性高体温症では，診断のことを考えることは治療のことを考えることであり，治療のことを考えることは診断について考えることである．便宜上ここでは治療に特化した記述をするが，常に診断と治療を抱き合わせで考え，診断と治療を同時に行っていくことが重要であることを改めて認識されたい．

診断に際しての説明 〜治療に入る前に〜

　ここでは具体的に，私が患者にしている説明を，事例ごとに5つ紹介する（実際の私の口調とはちょっと異なり，あくまで例示である）．置かれている状況の理解を促すという作業と，患者に自分が次に何をしたらよいかを伝えるという作業を，同時に行おうとしていることがわかると思う．

その1　熱の仕組み編

　○○さんの熱は，実は「発熱」ではなくて「高体温」だと思います．どうりで検査値に異常が出ないわけです．「発熱」というのは，たとえば病原体が体に侵入してきたり病気が発生したりして体の免疫がガーッと反応するときに一緒に出てしまう熱のことをいいます．こいつらをどうにかしようとし

て，免疫の本部がいろんな"戦闘部隊"を繰り出すんですね．そのうちの一つがたとえばCRPのような炎症反応を引き起こしますし，そのうちの一つは発熱や悪寒を出させるというわけです．過剰に，必要以上に免疫が反応するのを炎症といいます．本来ならこんな炎症など起こらずにスマートに免疫部隊がいろいろやっつけて欲しいわけですが，最初は侵入者が何者かわからないわけですよ．何者かわからないうちは，何者であってもいいように免疫は動きます．つまり，実際には善人が少人数やってきただけもしれないのに，それがわからないうちは，悪人が大勢でやってきたとみなしてたくさん，いろいろな免疫部隊を発動して連携して猛然と攻撃しにかかります．こういう風に，「発熱する」というのはいろいろと免疫が絡んでいるプロセスだということが何となくわかりましたか？　○○さんの熱は「高体温」ですから免疫の司令塔部門がまずまったく反応してません．これは免疫がダメになっているわけではありません．そういう種類の事態が体に起きていないんです．脳の，体温を調節している部分の働きが弱っているために熱が高くなってしまっている状態です．脳は検査ずみで，結果は大丈夫ですから，こういうのを機能性高体温症といいます．病気というより，「状態」といったほうがいいかもしれません．よく，「平熱が上がった」と皆さん言いますが，その捉え方は間違ってないです．この熱，つまり「高体温」というのは，熱自体にまったく害はありません．炎症のときの免疫が過剰に働くというのは，そうした免疫部隊の活躍は一見頼もしいですが，実は体のところどころを荒らして犠牲にしています．戦争みたいなものですから，長びけば食料（栄養）も必要だしそのルートも必要なんです．つまり体的には「消耗」という状態になります．医学的な意味で，体重が減ったり貧血になったりする状態です．こういうのを伴う「発熱」はある意味とても体に有害です．早くこの"炎症状態"を打開して，戦争を終結してまた平穏な状況にしてやらないと，正常な生命活動がおぼつかないというわけです．「高体温」のタイプの熱は，正直いって41℃とかをコンスタントに超えてこない限り無害です．だから○○さんのは大丈夫です．「発熱」の場合，38〜39℃でもつらいのは熱でつら

いというより，倦怠感・関節痛・食欲低下・意欲低下をもよおす物質がたくさん出ているからなんです．「高体温」の場合は，これとはまったく別のつらさです．ここからが本題なんですが，高体温の患者さんは「体調が悪いから熱が出る」んです．わかります？ いきなりでちょっと呑み込めませんよね？ 実は原因と結果を皆さん取り違えてるんです．体調が悪いと，人間は脳に負担がかかって熱が上がるんです．熱でつらいのではないことはさっきもう申し上げましたね．体調が悪いからつらいのであって，「体調が悪いとつらいし熱まで出て大変だ」という程度のことなんです．でも何で○○さんはこうしてこんなにつらいか．それは体調が悪いからなんです．この体調が悪いことに一緒に取り組んでいかねばなりません．そう簡単ではないですよ？ こんな単純なことに気づけない，そして体調を修正できないほどに体と脳は参っているんです．

その2　置かれてる状況の説明①「オーバーヒート」

　○△さんは今，ちょうど「エンジンをふかしても進みが悪い車」のような状態です．いや，エンジンは壊れてないんですよ．でもかなり調子が悪い．アクセルをかなり踏み込んでも進んでないんです．これまでの○△さんはそれに気づけてもいなかった．"進んでない"ということに気づくことがまず第一歩ですから，これからゆっくりやっていきましょう．大丈夫です．しかし○△さん，これまでは大変でしたね．アクセルを踏み込んでも踏み込んでもエンジンが熱くなるばかりで進まずに，ストレスフルでしたよね．その効率の悪い熱は，前に進むという仕事をせずに，エンジンだけを熱くしてしまいました．じゃあどうします？ とりあえず，エンジンに負荷をかけないでそっとしときましょう．アクセルもそんなに踏み込むのやめましょう．踏んだってそんなに進まないですよ．こんなときは外装や内装を整えたり，車から降りてどっか出かけたり，車の点検・手入れしたり洗車したり，車で進むこと以外のことを考えてみましょう．○△さんは今，やっぱりどうみてもオーバーワークですよ．休めとは言いませんが，手を抜いてください．いつ

機能性高体温症の治療

もの7〜8割くらいの力でやりましょう．○△さんならやれるでしょう？これはすいませんが治療だと思ってやってください．だってオーバーヒートしてることに気づけなかったくらいですよ？「ストレスですよね，気をつけます」なんておっしゃったって信用できません．たとえば私が今ここで熱を1℃上げるってできると思います？ 5分間息を止めたってできませんよ．○△さんは平熱より1℃上がってるようですが，これはすごいことです．そんなになるまで脳は負担がかかってるんです．脳を直接休める方法ってないですから，体を休めるしかないんです．だから，治療と思って，いろいろ手を抜いてください．

その3　置かれてる状況の説明②「もたれた胃にステーキ」

　○■さんは今，脳にある体温を調節する部分の働きが弱って，うまく体温を調節できていない状態です．これは相当お疲れだと思うんですがいかがでしょうか．たとえば，ストレスや過労がたたって食欲がなくなったり，ものを食べてもあまり美味しくなかったり，たくさん食べられなかったり，食べても胃がもたれてオエッとしてしまったり，そういう状態の人っていますよね？ こういうとき，人によっては「胃が悪い」と思って検査を受けるとします．で，胃カメラをやる．でも胃粘膜にまったく異常がない，なんてことは多々あるんです．信じられます？ 私たちはこれ，日常的です．胃は，粘膜が正常でも，動きが悪ければそういう症状が出ちゃうんです．こういうのを機能性障害といいます．胃は，タイミングよく縮んで，タイミングよく広がって，タイミングよく胃液が増えたり引っ込んだりしないと，つらい症状が出ちゃうんです．何で働きが悪くなっちゃったかといえば，まあいろいろあって通常ストレスとか疲れなんですが…．こういうのを機能性胃腸障害とかって呼びます．ここまではいいですか．ではもし皆さんがこういう胃の状態だとしたら，そういう状態でがんがんステーキとか食べます？ その胃で朝からカツカレーとか食べます？ 食べませんよね．軽いのにしとこうとか，食べやすいものだけにしようとか，そういうように行動を変えますよ

ね．○■さんは，胃ではないですが脳の体温を調節するところの働き・機能が落ちてしまっているんです．機能性高体温症ってさっき申し上げましたね．でも○■さんは行動を変えていますか？　いつもどおりなさってますよね．これだと治らないです．胃がもたれているときにステーキは避けるように，○■さんも，疲れた脳にいつもどおりのご負担をかけてはそりゃ改善は遠のきます．ストレスは特にないっておっしゃいますが，私は○■さんの体は相当お疲れだと思いますよ．自分で気づけてるストレスっていうのは，お医者さんからしたらあまりストレスとは言いません．本当のストレスは自分で気づけていないから，どんどん溜め込むほう溜め込むほうに行ってしまうんです．私も，○■さんの体調が良くなる方策を今後模索して行きますが，○■さんのほうも何とかご自身でどこか今の生活で手を抜ける部分がないか考えてみてください．一緒にやっていきましょう．

その4　自分自身への理解を促す「アスリートのように？」

　△○さん，このたびはこの熱のことでお仕事も行けなくなってしまって大変でした．でもみたところ，「発熱」ではなくて「高体温」のようです．深刻な病気も潜んでいなさそうです．で，△○さんの熱ですが，さっきも言ったようにそれ自体が有害ではないんです．体調不良が先にあって，それで熱が出ているんです．熱があることを理由にいろいろできなくなっているわけではありません．いいですか，この体調不良は△○さんに"襲いかかって"きたように△○さんは感じているかもしれませんが，それは違います．病原体ではないわけですからこの体調不良はどこかから，外から降ってきたわけではありません．困りごとであることは間違いありませんが，ウイルスのように急にやってきて外から迷惑者のように侵入してきたわけではないんです．その体調不良は，ほかでもない，△○さんの中から発生したものなんです．この迷惑な症状を突き止めて早く振り払って欲しいと思っているうちは，解決しません．まず迷惑も何も△○さん自身から生じています．突き止めるも何も，突き止めるべき病気がもうありません．もうたくさん調べました．早

く振り払うも何も，△○さんのなかの体調不良にあるので振り払うとか無理です．さあ大変な状況になりましたね．でも体調が悪いことが要因であって，体調不良に取り組むということが大事だということは何となくわかってくれたようですね．では一緒に考えていきましょう．まず△○さんのお話を聞いていると，△○さんの状態というのは「調子が悪い」「調子がよい」の2つしかないように思えてきます．「調子が悪い」→「仕事に行けない」→「調子をよくしたい」→「でもよくならない」→「調子が悪い」の図式から抜け出せていません．さてここであえてトップアスリートのような気持ちになってみましょう．あの人たちは，たとえば4年後のオリンピックに向けて毎日トレニーニングするんです．「つらいから」「調子が悪いから」という理由で練習を off にするというジャッジはしません．練習を休むことのデメリットも知っているからでしょう．「どうつらいか」を正確に把握するんです．ここ重要です．その把握は，トレーナーやコーチの判断ですか？ 検査ですか？ 体重ですか？ 違います．アスリート自身なんです．アスリート自身が，今日はどれくらいの体調でどこがどう悪いかを正確に自己判断するということが出発点です．「調子が悪い」「悪くない（よい）」だけの2択のような判断をしません．△○さんも，玉虫色とは言いませんが，せめて上・中・下をさらに3段階に分けた9段階くらいで体調を把握するとか，たとえば「今日は，中の下だな」とか．または0〜10点の範囲で点数をつけるとか，日記のように描写してみるとか，そういうことが大事です．そうすると，これくらいの体調のときは，これくらいはできるんだな，ということが体でわかってきます．そうすると，アスリートでいえば練習を休むことなく練習を継続できます．△○さんの生活だったら，活動範囲が広がってくるかもしれません．活動範囲が広がると少し楽しくなってきます．頭もすっきりしてくるので，体調が悪くても納得できるようになります．長くなりましたが，要するにやっていきたいのは「こうすると体調がよくなる」「こうすると体調が悪くなる」ということをまず見出すんです．で，生活のなかで前者のような行動を多くするようにして，後者のような行動を控えるようにしていくんで

す．こうすると，気づかないうちにだんだん体調がよくなってきます．もともと病気ではないので，治り際がハッキリしません．いつ治ったんだ？ 治ってるのか？ という感じです．焦らずいきましょう．そして，できることはしていいですよ．また今度の診察日に生活がどんなふうだったか教えてください．

その5 小児・思春期型の高体温症の親御さんへ

■○さんのお母さん，今までこんなたくさんの検査をしてきて大変でしたね．お疲れ様でした．大丈夫ですよ．ここまでちゃんと検査したんですから深刻な病気はありません．私も確認しました．原因探しはやめて，熱のことに取り組んでいきましょう．熱，熱，って，そんなにお母さんは熱の原因が気になりますか？ ひょっとしたらもうあんまり原因のほうは気になってないんじゃないですか？ そういう方，よくいます．病名を知るより，熱が出なくなったり，■○さんがまあ普通に学校生活が送れたりすればいいですよね？ そうですよね．こういうのって，学校の先生とか，保健室の先生とか，かかりつけ医の先生とかが結構心配しちゃうんですよね．■○さん自身は，「自分はけっこう元気なのに，熱があるっていうだけで早退になってしまう」って思ったことない？ もうこれからは熱があるというだけで即早退としなくてもいいかもしれません．学校の先生とも話し合いましょうね．さて■○さんの熱ですが，さっき病気はないと言いましたが，別に気のせいとかって言っているわけではありません．子供や思春期特有の心理状態というか，状況・環境への反応だとか，言葉で伝えられないストレスというのは，この時期は，その子の内面に向かって無意識下に負担がかかっていきます．負担がかさむと，子供によっては脳の伝達の仕組みが変なほうへ狂ってしまって，ある種パニクってしまうというか．わかっていても制御できないというか．そういう理解不能な状態に，こういう時期はなってしまうことがあるんだと思います．心の病気とか，そういうのとは違うと思います．脳の神経と神経は互いに連絡しあってて，そのときにそのつなぎ目に出てくる神経

系の伝達物質が重要なんですが，この伝達物質の調子がちょっと悪いのかもしれません．あとは，脳に負担がかかって，無意識下ですが状況に対して過剰にビクビクしてしまっている状態が，脳のどこかにあるのかもしれません．要するに，一過性には病的な状態と思っています．こんなに高い熱がバンバン出てて，それで病気じゃありませんというのもね．内科的な病気はないですが，ある意味病的な状態といえます．一度治療をしてみませんか．こういうとき，さっきの神経と神経のつなぎ目のところの伝達物質を調節する薬を使います．お薬の種類でいったら，「うつ」「パニック」といった病気に使う薬と世間ではされています．紹介するのでインターネットとかでも調べてみるといいです．でも私はそのような病気とは思っていません．そういうことに使う薬ではありますが，その薬の作用を借りてこの熱の治療をしようとしています．ちなみに，こういうお熱は，成長とともに出なくなりますよ．節目で悪化する子もいますが，大学に入ったら出なくなりましたとか，高校に進学したら出なくなりましたとか．子供は理屈じゃないことがしょっちゅう起きます．

治療に際しての心構え──「熱」以外のことも積極的な治療対象

　機能性高体温症の治療で重要なのは，とにかく症状を全部みていくことである．どんな症状でもよくしてあげることが大事である．併存症(underline disorder)への介入を忘れないようにすべきで，症状につながるどんな細かいことも，よくしてあげれば体調改善につながる．「すべての症状をみていくこと」を突き詰めると，実は「どんな人なのかを知ること」に行き着く．絶えず，目の前の患者がどんな人であるのか関心を抱き続けることが必要である．どんな人かわかると，接し方がわかり，さらに情報が増えて，よい治療が選択できるようになる．逆に治療がうまくいかないとき，どんな人かわかっていないのかもしれない．患者がどんな人なのか，本当に自分はわかっているのか，絶えず自問していくべきである．そのために，いったん機能性高体温症としてフォローしていく決定をしたとしても，いつでも検査し直し

たり，診断を見直したり，そういう準備があることを患者に告げ，余裕をつくっておきたいものである．

　併存症への介入がされているかの確認に際しては，片頭痛，過敏性腸症候群，気管支喘息などの比較的ありふれた内科疾患のコントロールができているか，疾患とまでいなくても，肩こり，痔，便秘などちょっとでも体調不良として捉えられるものも適切に対処されているか，月経困難症などが実は重度でちゃんと治療されているか，少し特殊な専門的な内科合併症状（関節リウマチ，Parkinson病など）も専門医などが関わっているか・コントロール不良でないか，心身症の様相を呈していないか，精神科疾患がありきちんと担当医の指示どおりの服薬ができているか，などにも意識したい．もし他科の専門医が当該疾患の治療強化について「熱が治ってから取り組む」という言い方をしていたら，残念ながらそれではうまくいかないことが多い．これまでも述べているように，熱の治療は併存症への対処と別々にはできないのである．

治療の軌道に乗せる —単発の治療では治らない

　こうしたことをしていくと，最初は説明に時間を要するかもしれない．ただし，その後はだんだんと診察時間は少なくしていける．うまくいくと，数分で診察が終わるようになる．治療がうまくいかずに膠着状態になったら，身体診察をしたり，検査をしてみたりするとよい．とにかく患者の「症状」に関心があることを行動で示すこと，そしてその関心が一時のブーム的なものではなく，持続的に継続的に関心をもち続けているということを示すことが重要である．担当医としてはその関心の維持に際し，心理面を傾聴するとか，優しくするとか，そういうことでは長続きしない．あくまで症状に取り組むこと，そしてそれが仕事であること，そういうことを継続的に示していくことが大事である．すごくいろいろ気にして多くのことを情熱的にやるときと，まったくテンション低めで素っ気ない感じでやるときとがあり，診察

機能性高体温症の治療

ごとにムラがあるようなブレた診療ではいけない．患者が動揺してうまく治療の軌道にのらない．「患者を治療の軌道にのせる」という言い方はよく聞くと思うが，医師がフォローの軌道にのったほうがよいと思える事例をよくみてしまう．

薬物療法

薬物療法は，私は重視するが，すべてではない．これは認識しておくとよい．ここまでのことを理解すれば，薬の処方だけで機能性高体温症の治療が成功するとは思えないことはわかると思う．十分に患者のことを知ってから，薬物治療を始めるのでも遅くはない．

1　漢方治療

漢方はそれだけで一つの大きなテーマであり，ここで語り尽くすことはできない．しかも，機能性高体温症用の漢方処方などない．とにかく補中益気湯や黄連解毒湯[54]をとか，ストレスがあるから四逆散，などと短絡的に単純にうまくいったということが経験的にない．「熱の治療」と考えず，患者全体をみて[55]，患者の症状や体調や体質をよくするという視点に立って処方を考えるべきである．そのためだったら，熱に対して間接的な取り組みでよい．例えば便秘と更年期症候群があればそれに対する漢方，冷えや食欲低下があればそれに対する漢方といった具合である．私は，『ジェネラリストのための"メンタル漢方"入門』（宮内倫也 著．日本医事新報社，2014）という本を愛用している．私は「病名でなく，症状に取り組む」という漢方治療のコンセプトが，機能性高体温症の診療と類似性・親和性が極めて高いと思っている．（私と違い）漢方が得意な医師はそもそも機能性高体温症の治療が得意なのかもしれない．

2 モノアミン仮説に従った薬物療法

　5章で張った伏線についてここで回収する(p.164 図❼)．表題は，機能性高体温が，うつ病の治療選択でしばしば引き合いに出されるモノアミン仮説[56]と密接な関係があるかのようにしてしまっているが，仮説はあくまで仮説である．しかし，治療のことを考えるときに，よい方向づけとなりうる非常に臨床的な考えがそこにある．

　脳内の神経細胞(ニューロン)終末と他のニューロン終末との間にあるシナプス間隙において，セロトニンやノルアドレナリン，ドパミンといった神経伝達物質の分泌・受容が行われているというのはどうやら確かそうである．うつ病でみられるような心身の症状，すなわち憂うつ感や気分の落ち込み，不安感といった諸症状が，脳内のセロトニンレベルやノルアドレナリンレベルによって精神状態や気分の高低が決定されるという考え方がモノアミン仮説である．この考え方は非常に合理的で明快だが，あくまで理論的な仮説モデルである[57]．今ここでしようとしていることは，患者から得られる情報から，この3者(セロトニン，ノルアドレナリン，ドパミン)のうちどの部分を治療標的とするかを見立てるということであるが，述べたようにモノアミン仮説は理論に過ぎない．患者の主訴や症状，精神科的な病態や経過，あるいは検査結果などから，セロトニン系なのかノルアドレナリン系なのかドパミン系なのかどの神経伝達が障害されているのかを厳密に特定するようなことは，現時点では不可能である．これを了解していただいたうえで，以下の説明に入りたい．

　セロトニンは衝動や緊張を制御する「鎮静系」の物質，ノルアドレナリンは覚醒を促し注意力を上げたり意欲や興味を上げたりする「賦活系」の物質，ドパミンは快楽や動機づけ(依存)などを上げる「報酬系」の物質，のように捉えるとわかりやすい(❻)．

機能性高体温症の治療

❻ モノアミン仮説〜機能性高体温症の治療を考えるために〜

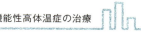

（文献 56 より抜粋し筆者が和訳しさらに改変・追記）

● 小児・思春期型

　小児・思春期において心身の不調の末に高体温となるとき，現象論として，5 章 Case 13 のようにかなりの高熱を反復することは示した．小児・思春期型の機能性高体温症では，繰り返しのストレッサー[58]にさらされた脳が，次なるストレッサーに恐怖しているような様態となっていることが想像される．よって，セロトニン系を多くする治療薬 SSRI（selective serotonin reuptake inhibitor；選択的セロトニン再取込阻害薬）が奏効するかもしれないと考えるとよい．ただしこれは，精神医学的にパニック，強迫，うつ状態のどれにも診断されるレベルではない．要素として，つまりまさにこれこそ「気（け）がある」という様子をいっているのかもしれない．

● 成人型

　成人は，とりまく環境因子も複雑でありストレスもまた多く複雑化する一

227

方，成長とともに脳や精神が成熟し社会性や耐性を備えることで，ストレスに対する「対処」も小児・思春期の時期よりもそれなりに上手くなっている．成人こそこの図(❻)と患者の様子をよく勘案してどの系に寄っているかをみてとる必要があるのだが，成人こそそのみとりがうまくいかない．よって成人では，見込み治療，すなわち「とりあえずやってみる」という治療から始めることが多い．

　成人であっても，高熱が頻発するような高体温の場合，強迫性障害やパニック障害の気がある心理機制が subclinical に働いているかもしれない．「障害」かどうかと難しく考えず，ちょっと強迫的な面が垣間見られるかもと思うだけでよいこともしばしばである．このような条件が揃うと，SSRIを処方したくなる．もっとわかりやすく，もともと強迫性障害だとかパニック障害だとかの病名がついていればなおさら考慮しやすい．効果にとげがない，いってしまえば弱い SSRI としてセルトラリン(ジェイゾロフト®)がある．これを少量(25mg あるいは 12.5mg)から使用するのが第一歩である．強迫やパニックの要素が割と前面に出ていたり，漸増するなどの駆け引きを省略したりしたい場合には，エスシタロプラム(レクサプロ®)の 10mg もよい．

　高熱型でなく微熱である場合，食欲や性欲の低下の有無はヒントになるかもしれない．高体温症で困っている患者は，ぱっと見は元気がないとか活動性が低下しているといった表現型になることが多いが，こういうとき少し全体を持ち上げるような SNRI(serotonin noradrenaline reuptake inhibitor；セロトニン・ノルアドレナリン再取り込み阻害薬)を処方したくなる．頻用されるデュロキセチン(サインバルタ®)は，うつだけでなく，糖尿病性神経障害，線維筋痛症，慢性腰痛症にも適応があり，しびれや慢性疼痛を伴う患者の高体温症には使いやすい．

　脳の器質因がありそうで，かつてんかんの既往がなければアマンタジン(シンメトレル®)を考慮してもよいと思う．アマンタジンは抗 Parkinson 病薬でありドパミンを増やす作用がある(他の適応として，インフルエンザA型，

脳梗塞後遺症に伴う意欲・自発性低下がある）．文献的には頭部外傷後の高体温[59]の対症薬としての記述[60]があるが，当科では緊張病（カタトニア）に伴う高体温に対してベンゾジアゼピンが不応であるとき，アマンタジンを使用して奏効した経験[61]が複数あり，文献もある[62,63]．以後当科では高体温症において中枢性の要素があるときなどに試してみる薬剤となっている．

　以上，SSRI，SNRI，アマンタジンを紹介したが，これらの処方に抵抗があるときは，ベンゾジアゼピン系も悪くはない．ただし，鎮静・催眠などの副作用を感じさせてしまうかもしれないことには注意が必要である．不安や緊張が強い場合には，ロラゼパム（ワイパックス®）やロフラゼプ酸エチル（メイラックス®）がよいかもしれない．前述したアマンタジンを処方したいような状況において，アマンタジン処方に抵抗がある場合にはロラゼパムもよいかもしれない．高体温を伴いやすいカタトニアには文献的な記述がある[64,65]．漢方だが，黄連解毒湯も試す価値があるかもしれない[66]．ベンゾジアゼピン系以外には，タンドスピロン（セディール®）はセロトニン-1A受容体作動薬であり，適応症にもマッチさせやすく処方しやすいかもしれない．ただし個人的には，以上のどれも，SSRI/SNRI/アマンタジンに効果が勝るように思えない．

薬物治療中, 気をつけること

　九州大学の岡先生が外来で使用しているシートからの抜粋[67]を示す．この項目にあてはまる患者がいたら，心身医学あるいは精神科などの専門医に相談すべきであると考える．治療前に認識していたら，投薬前に紹介するのがよいだろう．投薬後でも，これらに該当すれば相談するのが望ましい．

- リラックスしたり，力を抜くことに罪悪感や不安感を感じる人
- 緊張していたり，力を入れていないと自分がこわれそうな感じのする人
- 子供のとき，身体的，性的，精神的外傷体験（つらい体験），いじめにあったことのある人
- ある期間だけ（例えば小学校低学年のときだけ）の出来事を思い出せない人

お薬ファイル

　最後に，この章で登場した薬剤の基本事項を簡潔に揃えたものをまとめた．ただし，処方の経験が少ない場合や少しでも疑問があれば，処方前に添付文書を一読することをお勧めする．「保険適用」のところは添付文書のものを転記している．「高体温症」「心因性発熱」などは保険適用外であるので注意されたい．

コルヒチン（コルヒチン®）

- 保険適用：痛風発作の緩解および予防，家族性地中海熱
- 禁忌：本来妊娠可能性のある女性には禁忌だったが，❼の3のように家族性地中海熱の場合は例外とされた

❼ コルヒチンの禁忌事項

1. 本剤の成分に対し過敏症の既往歴のある患者
2. 肝臓又は腎臓に障害のある患者で，肝代謝酵素 CYP3A4 を強く阻害する薬剤又は P 糖蛋白を阻害する薬剤を服用中の患者（本剤の血中濃度が上昇するおそれがある）
3. 妊婦又は妊娠している可能性のある女性（家族性地中海熱の場合を除く）

・腎機能障害で用量調節が必要
・副作用は，下痢，腹痛，肝機能障害，CK 上昇，血球減少，脱毛など
・アレルギー以外は用量依存の副作用であり，減量あるいは一時休止で改善する（中止を余儀なくされる例は少ない）
・副作用：腎機能悪化時に出やすい
・併用時確認を要する薬剤：クラリスロマイシン，エリスロマイシン，シクロスポリン，抗 HIV 薬，抗真菌薬，ジルチアゼム，ベラパミルなど

セルトラリン（ジェイゾロフト®）

・保険適用：うつ病・うつ状態，パニック障害，外傷後ストレス障害
・禁忌：セレギリン（エフピー®），ピモジド（オーラップ®）を服用中
・腎機能障害があっても減量不要
・副作用：嘔気，不眠と傾眠が同等（朝にするか夜にするかは個別に相談・修正），口渇，ふらふら，下痢・軟便など
・嘔気・食欲不振が現れたら血液検査を行い血清 Na をチェック
・併用時確認を要する薬剤：片頭痛薬（トリプタン系），ワルファリン，トラマドール，リネゾリドなど
・25mg 分 1 から開始し，2 週以上あけて 50mg 分 1 → 75mg 分 1 →と増量可能

- ただし，25mg/日でも忍容できないケースもあり注意を要する．

エスシタロプラム(レクサプロ®)

- 保険適用：うつ病・うつ状態，社会不安障害
- 禁忌：QT延長のある患者，セレギリン(エフピー®)，ピモジド(オーラップ®)を服用中
- 腎機能障害があっても減量不要(10mgまでとする)
- 副作用：嘔気，眠気，口渇など
- 嘔気・食欲不振が現れたら血液検査を行い血清Naをチェック
- 処方時にQT延長がないことを確認
- 併用時確認を要する薬剤：片頭痛薬(トリプタン系)，ワルファリン，メトプロロール，オメプラゾール，ランソプラゾール，抗不整脈薬など
- 10mg分1夕食後　で開始し，ほぼ調節不要
- セルトラリン(ジェイゾロフト®)に比べて薬価が高い：エスシタロプラム(レクサプロ®)10mgより，セルトラリン(ジェイゾロフト®)50mgの方が安いうえに後発品もある

デュロキセチン(サインバルタ®)

- 保険適用：うつ病・うつ状態，糖尿病性神経障害・線維筋痛症・慢性腰痛症に伴う疼痛
- 禁忌：セレギリン(エフピー®)を服用中，高度腎機能障害・肝機能障害
- 腎機能障害の患者は注意：Ccr<30mL/分で中止あるいは減量を検討し，10mL/分以下からは禁忌
- 副作用：眠気，口渇など
- 嘔気・食欲不振が現れたら血液検査を行い血清Naをチェック
- 併用時確認を要する薬剤：片頭痛薬(トリプタン系)，ワルファリン，メトプロロール，トラマドール，オメプラゾール，ランソプラゾールなど
- 20mg分1夕食後　で開始し，2週以上あけて40mg分1 → 60mg分1

と増量可
- 眠気よりも，かえって目が冴えてしまう患者には朝分1としてみてよい

アマンタジン（シンメトレル®）

- 保険適用：Parkinson症候群，脳梗塞後遺症に伴う意欲・自発性低下の改善，A型インフルエンザウイルス感染症
- 禁忌：妊婦または妊娠している可能性のある婦人，授乳婦，透析患者
- 腎機能障害の患者は注意：1日100mgとして，Ccr<50mL/分からは2日ごと，Ccr<30mL/分からは3日ごととし，Ccr<10mL/分からは禁忌と考える
- 副作用：少ない．低頻度で消化器症状
- 併用時確認を要する薬剤：他の抗Parkinson病薬，利尿薬，メマンチンなど
- 50mg分1など，低用量から開始すれば副作用が問題になることはほとんどない
- ドパミン放出促進薬としてのほか，脊髄後角ニューロンにあるNMDA受容体に非競合的に拮抗するのでNMDA受容体拮抗薬としての作用もある：神経障害性疼痛に対して効果的なことがある（保険適用外）

● 文献

1 Bryan CS, Ahuja D. Fever of unknown origin：is there a role for empiric therapy? Infect Dis Clin North Am 2007 Dec；21(4)：1213-20, xi.
2 隈部綾子，畠山修司．治療開始2ヶ月後に診断確定した不明熱の1例．Medical Practice 2016；33：1321-3.
3 Cunha BA. Fever of unknown origin. Infect Dis Clin North Am 1996；10：111-27.
4 Buttgereit F, Straub RH, Wehling M, Burmester GR. Glucocorticoids in the treatment of rheumatic diseases：an update on the mechanisms of action. Arthritis Rheum 2004；50(11)：3408-17.
5 Buttgereit F, Burmester GR, Straub RH, Seibel MJ, Zhou H. Exogenous and endogenous glucocorticoids in rheumatic diseases. Arthritis Rheum 2011 Jan；63(1)：1-9. doi：10.1002/art.30070.
6 Dumas G, et al. Kikuchi-Fujimoto disease：retrospective study of 91 cases and

review of the literature. Medicine (Baltimore) 2014 Nov；93(24)：372-82. doi：10.1097/MD.0000000000000220.
7 Song JY, et al. Clinical outcome and predictive factors of recurrence among patients with Kikuchi's disease. Int J Infect Dis 2009；13：322-6.
8 Yu H-L, et al. Clinical manifestations of Kikuchi's disease in southern Taiwan. J Microbiol Immunol Infect 2005；38：35-40.
9 中村造ほか．菊池病69例の臨床的検討．感染症誌 2009；83(4)：363-8.
10 Schwartz RA, Nervi SJ. Erythema nodosum：a sign of systemic disease. Am Fam Physician 2007；75(5)：695-700.
11 Sato J, et al. Comparison of the therapeutic effects of prednisolone and nonsteroidal anti-inflammatory drugs in patients with subacute thyroiditis. Endocrine 2016；29. [Epub ahead of print]
12 Kubota S, et al. Initial treatment with 15 mg of prednisolone daily is sufficient for most patients with subacute thyroiditis in Japan. Thyroid 2013；23(3)：269-72. doi：10.1089/thy. 2012. 0459.
13 Arao T, et al. Prednisolone Dosing Regimen for Treatment of Subacute Thyroiditis. J UOEH 2015；37(2)：103-10. doi：10.7888/juoeh. 37. 103.
14 Naito T, et al. Diagnostic workup for fever of unknown origin：a multicenter collaborative retrospective study. BMJ Open 2013；20：3(12)：e003971. doi：10.1136/bmjopen-2013-003971.
15 Takahashi H, et al. Differences in fluorodeoxyglucose positron emission tomography/computed tomography findings between elderly onset rheumatoid arthritis and polymyalgia rheumatica. Mod Rheumatol 2015；25(4)：546-51. doi：10.3109/14397595. 2014. 978936. Epub 2014 Nov 17.
16 Oiwa H. A role of the FDG-PET/CT in the differential diagnosis between elderly onset rheumatoid arthritis and polymyalgia rheumatica；Comment on the study by Dr. Takahashi et al. Mod Rheumatol 2016；26(5)：804. doi：10. 3109/14397595. 2015. 1072904. Epub 2015 Aug 25.
17 Aydeniz A, Altındağ O, Oğüt E, Gürsoy S. Late onset spondyloarthropathy mimicking polymyalgia rheumatica. Rheumatol Int 2012；32(5)：1357-8. doi：10.1007/s00296-010-1394-5. Epub 2010 Mar 18.
18 Gonzalez-Gay MA, et al. The spectrum of conditions mimicking polymyalgia rheumatica in Northwestern Spain. J Rheumatol 2000；27(9)：2179-84.
19 Auzary C, et al. Subacute bacterial endocarditis presenting as polymyalgia rheumatica or giant cell arteritis. Clin Exp Rheumatol. 2006；24(S41)：S38-40.
20 三森明夫．膠原病臨床ノート(第3版)．日本医事新報社；2013.
21 金城光代．リウマチ性多発筋痛症，巨細胞性動脈炎．Hospitalist 2014；2(2)：p457.
22 Dejaco C, et al. 2015 Recommendations for the management of polymyalgia rheumatica：a European League Against Rheumatism/American College of Rheumatology collaborative initiative. Ann Rheum Dis 2015；74(10)：1799-807. doi：10.1136/annrheumdis-2015-207492.
23 Dasgupta B, et al. BSR and BHPR Standards, Guidelines and Audit Working Group.

BSR and BHPR guidelines for the management of polymyalgia rheumatica. Rheumatology (Oxford) 2010；49(1)：186-90. doi：10.1093/rheumatology/kep303a. Epub 2009 Nov 12.
24 NHG. NHG-Standaard Polymyalgia rheumatica en arteriitis temporalis. https：// www.nhg.org/standaarden/volledig/nhg-standaard-polymyalgia-rheumatica-en-arteriitis-temporalis.
25 Hernández-Rodríguez J, et al. Treatment of polymyalgia rheumatica：a systematic review. Arch Intern Med 2009；169(20)：1839-50. doi：10.1001/archinternmed.2009.352.
26 Cimmino MA, Parodi M, Montecucco C, Caporali R. The correct prednisone starting dose in polymyalgia rheumatica is related to body weight but not to disease severity. BMC Musculoskelet Disord 2011；12(1)：94. doi：10.1186/1471-2474-12-94.
27 Quick V, Kirwan JR. Our approach to the diagnosis and treatment of polymyalgia rheumatica and giant cell (temporal) arteritis. J R Coll Physicians Edinb 2012；42(4)：341-9. doi：10.4997/JRCPE.2012.413.
28 Vigo G, Zulian F. Periodic fevers with aphthous stomatitis, pharyngitis, and adenitis (PFAPA). Autoimmun Rev 2012；12(1)：52-5. doi：10.1016/j.autrev.2012.07.021. Epub 2012 Aug 2.
29 Theodoropoulou K, Vanoni F, Hofer M. Periodic Fever, Aphthous Stomatitis, Pharyngitis, and Cervical Adenitis (PFAPA) Syndrome：a Review of the Pathogenesis. Curr Rheumatol Rep 2016；18(4)：18. doi：10.1007/s11926-016-0567-y.
30 Terreri MT, et al. Guidelines for the management and treatment of periodic fever syndromes：periodic fever, aphthous stomatitis, pharyngitis and adenitis syndrome. Rev Bras Reumatol Engl Ed 2016；56(1)：52-7. doi：10.1016/j.rbre.2015.09.004. Epub 2015 Oct 20.
31 Yazgan H, et al. Comparison of conventional and low dose steroid in the treatment of PFAPA syndrome：preliminary study. Int J Pediatr Otorhinolaryngol 2012；76(11)：1588-90. doi：10.1016/j.ijporl.2012.07.020. Epub 2012 Jul 31.
32 Ter Haar N, et al；Paediatric Rheumatology International Trials Organisation (PRINTO) and the Eurofever/Eurotraps Projects. Treatment of autoinflammatory diseases：results from the Eurofever Registry and a literature review. Ann Rheum Dis 2013；72(5)：678-85. doi：10. 1136/annrheumdis-2011-201268. Epub 2012 Jun 29.
33 小児慢性特定疾病情報センター. TNF 受容体関連周期性症候群 診断の手引き. http：//www.shouman.jp/instructions/6_5_17/.
34 Ter Haar NM, et al. Recommendations for the management of autoinflammatory diseases. Ann Rheum Dis 2015；74(9)：1636-44. doi：10.1136/annrheumdis-2015-207546. Epub 2015 Jun 24.
35 Lachmann HJ, et al. The phenotype of TNF receptor-associated autoinflammatory syndrome (TRAPS) at presentation：a series of 158 cases from the Eurofever/

EUROTRAPS international registry. Ann Rheum Dis 2014 ; 73 : 2160-7.
36 Hull KM, et al. The TNF receptor-associated periodic syndrome(TRAPS): emerging concepts of an autoinflammatory disorder. Medicine(Baltimore) 2002 ; 81 : 349-68.
37 Leung YY, Yao Hui LL, Kraus VB. Colchicine--Update on mechanisms of action and therapeutic uses. Semin Arthritis Rheum 2015 ; 45(3) : 341-50. doi : 10.1016/j.semarthrit.2015.06.013. Epub 2015 Jun 26.
38 Slobodnick A, Shah B, Pillinger MH, Krasnokutsky S. Colchicine : old and new. Am J Med 2015 ; 128(5) : 461-70. doi : 10.1016/j.amjmed.2014.12.010. Epub 2014 Dec 30.
39 Misawa T, et al. Microtubule-driven spatial arrangement of mitochondria promotes activation of the NLRP3 inflammasome. Nat Immunol 2013 ; 14(5) : 454-60. doi : 10.1038/ni.2550. Epub 2013 Mar 17.
40 Ozen S, et al. EULAR recommendations for the management of familial Mediterranean fever. Ann Rheum Dis 2016 ; 75(4) : 644-51. doi : 10.1136/annrheumdis-2015-208690. Epub 2016 Jan 22.
41 Polat A, et al. Comparison of the efficacy of once- and twice-daily colchicine dosage in pediatric patients with familial Mediterranean fever-a randomized controlled noninferiority trial. Arthritis Res Ther 2016 ; 18 : 85. doi : 10.1186/s13075-016-0980-7.
42 Yamanaka H. Japanese Society of Gout and Nucleic Acid Metabolism. Japanese guideline for the management of hyperuricemia and gout : second edition. Nucleosides Nucleotides Nucleic Acids 2011 ; 30(12) : 1018-29. doi : 10.1080/15257770. 2011. 596496.
43 Hamburger M, et al. 2011 Recommendations for the diagnosis and management of gout and hyperuricemia. Postgrad Med 2011 ; 123(S1) : 3-36.
44 Zhang W, et al. EULAR recommendations for calcium pyrophosphate deposition. Part II : management. Ann Rheum Dis 2011 ; 70(4) : 571-5. doi : 10.1136/ard.2010.139360. Epub 2011 Jan 20.
45 Yurdakul S1, et al. A double-blind trial of colchicine in Behçet's syndrome. Arthritis Rheum 2001 ; 44(11) : 2686-92.
46 Hatemi G, et al. Management of Behçet disease : a systematic literature review for the European League Against Rheumatism evidence-based recommendations for the management of Behçet disease. Ann Rheum Dis 2009 ; 68(10) : 1528-34. doi : 10.1136/ard.2008. 087367. Epub 2008 Apr 17.
47 Davatchi F, et al. Colchicine versus placebo in Behçet's disease : randomized, double-blind, controlled crossover trial. Mod Rheumatol 2009 ; 19(5) : 542-9. doi : 10.1007/s10165-009-0200-2. Epub 2009 Jul 14.
48 Imazio M, et al. CORP (COlchicine for Recurrent Pericarditis) Investigators. Colchicine for recurrent pericarditis (CORP) : a randomized trial. Ann Intern Med 2011 ; 155(7) : 409-14. doi : 10.7326/0003-4819-155-7-201110040-00359. Epub 2011 Aug 28.
49 Imazio M, et al. ICAP Investigators. A randomized trial of colchicine for acute

pericarditis. N Engl J Med 2013;369(16):1522-8. doi:10.1056/NEJMoa1208536. Epub 2013 Aug 31.
50 Imazio M, et al. Rationale and design of the COlchicine for Prevention of the Post-pericardiotomy Syndrome and Post-operative Atrial Fibrillation(COPPS-2 trial): a randomized, placebo-controlled, multicenter study on the use of colchicine for the primary prevention of the postpericardiotomy syndrome, postoperative effusions, and postoperative atrial fibrillation. Am Heart J 2013;166(1):13-9. doi:10.1016/j.ahj.2013.03.025. Epub 2013 May 6.
51 Imazio M, et al. Efficacy and safety of colchicine for treatment of multiple recurrences of pericarditis(CORP-2): a multicentre, double-blind, placebo-controlled, randomised trial. Lancet 2014; published online March 30. http://dx.doi.org/10.1016/S0140-6736(13)62709-9.
52 Butbul Aviel Y, Tatour S, Gershoni Baruch R, Brik R. Colchicine as a therapeutic option in periodic fever, aphthous stomatitis, pharyngitis, cervical adenitis (PFAPA) syndrome. Semin Arthritis Rheum 2016;45(4):471-4. doi:10.1016/j.semarthrit.2015.07.005. Epub 2015 Jul 21.
53 Dusser P, Hentgen V, Neven B, Koné-Paut I. Is colchicine an effective treatment in periodic fever, aphtous stomatitis, pharyngitis, cervical adenitis (PFAPA) syndrome? Joint Bone Spine 2016;83(4):406-11. doi:10.1016/j.jbspin.2015.08.017. Epub 2016 Apr 7.
54 加島雅之.さまよえる「熱」の変遷(その2)清熱の方法と意義の変遷.中医臨床 2013;34:44-8.
55 岡 佳恵,岡 孝和.漢方治療を試みた心因性発熱の一例.日本東洋医学雑誌 1990;41:87-9.
56 Leonard BE. Extending the clinical use of anti-depressants. In: Differntial Effects of Antidepressants, Leonard BE et al (eds), Martin Dunitz, London, 1999. pp.81-90
57 小山 司,山内美紀.抗うつ薬の合理的併用療法を考える モノアミン仮説からの検証.Depression Strategy 2012;2:1-6.
58 岡 孝和.心因性発熱のメカニズム.子どもの心とからだ 2014;22:295-305.
59 Thompson HJ, et al. Hyperthermia following traumatic brain injury: a critical evaluation. Neurobiol Dis 2003;12(3):163-73.
60 Thompson HJ, Pinto-Martin J, Bullock MR. Neurogenic fever after traumatic brain injury: an epidemiological study. J Neurol Neurosurg Psychiatry 2003;74(5):614-9.
61 Maki M, et al. Significant response to amantadine in a patient with malignant catatonia: A case report. European Psychiatry 2016;33:410.
62 Northoff G, et al. Therapeutic efficacy of N-methyl D-aspartate antagonist amantadine in febrile catatonia. J Clin Psychopharmacol 1999;19(5):484-6.
63 Ene-Stroescu V, Nguyen T, Waiblinger BE. Excellent response to amantadine in a patient with bipolar disorder and catatonia. J Neuropsychiatry Clin Neurosci 2014;26(1):E43. doi:10.1176/appi.neuropsych.13020038.
64 Hervey WM, Stewart JT, Catalano G. Treatment of catatonia with amantadine. Clin

Neuropharmacol 2012 ; 35(2) : 86-7. doi : 10.1097/WNF.0b013e318246ad34.
65 Salam SA, Kilzieh N. Lorazepam treatment of psychogenic catatonia : an update. J Clin Psychiatry 1988 ; 49(Sl) : 16-21.
66 坪 敏仁ほか．低体温療法後の中枢性発熱に対する黄連解毒湯の効果．日本東洋医学雑誌 2013 ; 64 : 212-5.
67 岡 孝和．【不明熱を切る】専門医が不明熱を切る　心療内科専門医が不明熱を切る．Modern Physician 2016 ; 36 : 341-5.

中山書店の出版物に関する情報は，小社サポートページを御覧ください．
https://www.nakayamashoten.jp/support.html

外来で診る不明熱
発熱カレンダーでよくわかる不明熱のミカタ

2017年8月10日　初版第1刷発行 ⓒ　　〔検印省略〕
2021年5月10日　第2刷発行

監　修 ── 加藤　温（かとう　おん）
著　　　── 國松　淳和（くにまつ　じゅんわ）
発行者 ── 平田　直
発行所 ── 株式会社 中山書店
　　　　　〒112-0006　東京都文京区小日向4-2-6
　　　　　TEL 03-3813-1100（代表）　振替 00130-5-196565
　　　　　https://www.nakayamashoten.jp/

本文デザイン ── ビーコム
装　丁 ──── ビーコム
印刷・製本 ── 三報社印刷株式会社

Published by Nakayama Shoten Co., Ltd.　　Printed in Japan
ISBN　978-4-521-74539-8
落丁・乱丁の場合はお取り替え致します

本書の複製権・上映権・譲渡権・公衆送信権（送信可能化権を含む）
は株式会社中山書店が保有します．

JCOPY　〈(社)出版者著作権管理機構　委託出版物〉
本書の無断複写は著作権法上での例外を除き禁じられています．
複写される場合は，そのつど事前に，(社)出版者著作権管理機構
（電話 03-5244-5088，FAX 03-5244-5089，info@jcopy.or.jp）の許諾を
得てください．

本書をスキャン・デジタルデータ化するなどの複製を無許諾で行う行為は，著
作権法上での限られた例外（「私的使用のための複製」など）を除き著作権法
違反となります．なお，大学・病院・企業などにおいて，内部的に業務上使用
する目的で上記の行為を行うことは，私的使用には該当せず違法です．また私
的使用のためであっても，代行業者等の第三者に依頼して使用する本人以外の
者が上記の行為を行うことは違法です．

「それ本当に不定愁訴!?」
一見 "不定愁訴" から内科疾患を見抜く技術

内科で診る不定愁訴

Dr.Kの 診断マトリックスでよくわかる不定愁訴のミカタ

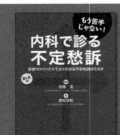

●監修
加藤　温
(国立国際医療研究センター病院)

●著
國松淳和
(国立国際医療研究センター病院)

「それ本当に不定愁訴ですか?」一見,器質的な異常がないようにみえる患者さんを"不定愁訴"にして他科に送る前に,もう一度本当に器質的疾患がないか,よく診てみよう.不定愁訴と間違いがちな,わかりにくい内科疾患の鑑別方法を,診断マトリックスなど著者オリジナルの手法で鑑別する診断技術のエッセンスが詰まった濃い1冊!

A5判／2色刷／172頁／定価(本体3,200円＋税)　ISBN978-4-521-73996-0

CONTENTS

はじめに

1章　不定愁訴学総論
- 不定愁訴成立のための条件
- 不定愁訴を形成し複雑化させる因子
- 不定愁訴の多面性について─不定愁訴分類の試みと診断マトリックス

2章　不定愁訴診療 実践編
- 総論から実践へ
- 不定愁訴診療　5つの原則
  - 原則1　バイタル正常でも病気はありえる
  - 原則2　CRP陽性を見過ごさない
  - 原則3　全身疾患を想起せよ
  - 原則4　感染症は少ない
  - 原則5　認知機能の異常に注意!
- 検査スクリーニング法の実際─不定愁訴から器質的疾患を見抜くために

3章　不定愁訴ケースファイル
- 01　何も病気ないんですか? 心配で心配で…. 食欲も落ちてしまって
- 02　関節や腰が痛くて…更年期かしら?
- 03　一緒に自営業をしている兄が倒れてから忙しくて…
- 04　とにかく口がかわいてしまって…やっぱり精神的なものでしょうか?
- 05　今回の頭痛はつらい. 身動きがとれない. お母さんも頭痛もちでした
- 06　2〜3年前から頭がふらつくんですよ…
- 07　2年前に駅の階段で転んでからずっとふらついちゃうんだよ
- 08　2週間前に母が亡くなり,九州の実家まで往復して大変だったんです. それに先月から夫が癌で入院していて…
- 09　5〜6年前から物忘れが進んできてます. 認知症ですよね?
- 10　物忘れがひどくて…ふらふらするし, よく転んじゃう
- 11　精一杯生きたのでもういいですわ
- 12　震災後から眠れず, 食欲もなくなってきて
- 13　2週間前から苦しくなってきた. そういえば半年以上前からだるいです
- 14　ずっと熱があってだるいです. 原因がわからないんです
- 15　ホント, メンタルが不安定です

本当の不定愁訴患者との面談のコツ
　"本当"の不定愁訴とは
　"本当"の不定愁訴患者との面談の実際

不定愁訴に思う

おわりに

中山書店　〒112-0006 東京都文京区小日向4-2-6　TEL 03-3813-1100　FAX 03-3816-1015
http://www.nakayamashoten.co.jp/